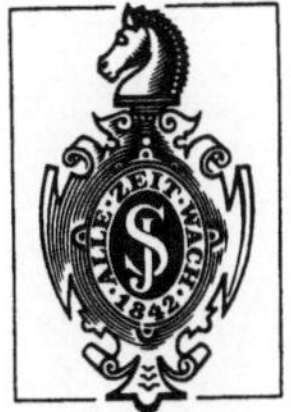

P. G. Höher   E. K. Kuwert

Masern und Multiple Sklerose

Eine serologische Analyse

Mit einem Geleitwort von H. J. Bauer

Mit 23 Abbildungen und 18 Tabellen

Springer-Verlag
Berlin Heidelberg New York Tokyo

Priv. Doz. Dr. P. G. Höher
Prof. Dr. Dr. E. K. Kuwert

Institut für Medizinische Virologie und Immunologie
Universitätsklinikum der Gesamthochschule Essen
Hufelandstr. 55, D-4300 Essen 1

Abt. für klinische Immunologie, Transfusionsmedizin und Virologie
am Hyg.-Bakt. Institut der Stadt Wuppertal
Heusnerstr. 40, D-5600 Wuppertal 2

ISBN-13:978-3-642-70663-9   e-ISBN-13:978-3-642-70662-2
DOI: 10.1007/978-3-642-70662-2

CIP-Kurztitelaufnahme der Deutschen Bibliothek
Höher, Paul G.: Masern und Multiple Sklerose: e. serolog. Analyse / P. G. Höher; E. K. Kuwert. —
Berlin; Heidelberg; New York; Tokyo: Springer, 1985.
ISBN-13:978-3-642-70663-9

NE: Kuwert, Ernst:

Geleitwort

Seit dem Nachweis erhöhter Masern-Antikörper bei Multiple Sklerose-Kranken durch ADAMS und IMAGAWA 1962 ist die Bedeutung ubiquitärer, in einer frühen Lebensperiode stattfindender Virusinfektionen ein Zentralproblem der Ursachenforschung über die Multiple Sklerose (MS) geblieben. ERNST KUWERT war einer der ersten Forscher, die diese Frage ernsthaft in Angriff genommen haben, und es gibt wohl kaum einen, der sie mit vergleichbarer Konsequenz und Beharrlichkeit weiter verfolgt hat.

Aus der großen Zahl der Studien über die Frage Masern und MS, die von statistischen Erhebungen bis zum Nachweis spezifischer Virusnukleinsäuren ein breites Spektrum serologisch-immunologischer Verfahren umfassen, resultierten Divergenzen, die noch weiterbestehen. Ein fundiertes Ergebnis zeichnet sich aber ab: die Häufigkeit höherer Titer im Blut und Liquor gegen Masern als gegen andere Virusinfektionen und ein Titeranstieg im akuten Stadium der MS.

Zusammen mit einem seiner engsten Mitarbeiter, P. G. HÖHER, hat KUWERT in dem Buch „Masern und Multiple Sklerose, eine serologische Analyse" die umfangreichen Ergebnisse einer vieljährigen Studie zusammengefaßt. Anhand der Ergebnisse von Untersuchungen an 1275 Probanden unter Verwendung verschiedener Testsysteme und der Antigene von 21 Virusarten wurde nachgewiesen, daß bei der MS erhöhte Titer gegen verschiedene Virusarten auftreten können, daß aber im Verlauf des Nervenleidens MS ausschließlich Masernvirus-Antikörper ansteigen und daß besonders Antikörper gegen Nukleoproteine und Hämolysin die akute Phase dieser Erkrankung kennzeichnen.

Einleitend vermittelt das Buch von KUWERT und HÖHER einen anschaulichen Überblick der epidemiologischen, virologisch-immunologischen und klinischen Erkenntnisse, die für das Verhältnis des Forschungsprogramms und seiner Ergebnisse wichtig sind. Der Stand der serologischen Forschung zur Frage Virus-Infektion und MS wird in den wichtigsten Aspekten durch zahlenmäßig adäquate, technisch optimal durchgeführte Untersuchungen klargestellt. Das Buch kann somit berechtigerweise als Meilenstein in der serologischen Forschung über die MS bezeichnet werden. Es stellt zugleich ein Vermächtnis ERNST KUWERT'S dar:

Eine schwere Hirnblutung beendete vor wenigen Wochen in tragischer Weise und viel zu früh das Leben von ERNST KUWERT. Er war einer unserer hervorragenden, international anerkannten Forscher auf dem Gebiet infektiöser und entzündlicher Krankheiten des Nervensystems. Möge das Werk von KUWERT und HÖHER Ausgangspunkt für eine Fortsetzung und Vertiefung der immunologischen Untersuchungen über die MS sein, be-

sonders im Hinblick auf die Maserninfektion, die als möglicher Ausgangspunkt der pathogenetischen Kette, die zur manifesten MS führen kann,
einen Schwerpunkt in der Ursachenforschung über dieses Nervenleiden
darstellt.

Göttingen   H. J. BAUER

Inhaltsverzeichnis

1 Einleitung

Die bisher älteste Beschreibung des häufigsten organischen Nervenleidens, der Multiplen Sklerose (Encephalomyelitis disseminata, Polysklerose), ist in einer Urkunde vom 4. August 1421 enthalten. In ihr erwähnt Jan van Beieren die Krankheit der heiligen Lidwina van Schiedam (1380–1433). Ihre ausführliche Krankengeschichte verdanken wir ihrem Biografen, dem Franziskanerpater Johannes Brugman. Er beschreibt Beginn und Verlauf ihrer Erkrankung so genau, daß sie auch den heutigen klinischen Kriterien einer Multiplen Sklerose entspricht, wie sie vom Schumacher-Komitee 1965 [456] oder neuerdings vom IMAB (International Medical Advisory Board) der Internationalen Föderation der Multiplen Sklerose-Gesellschaften festgelegt worden sind [41].

Die Krankheit der heiligen Lidwina beginnt zunächst schubförmig mit 16 Jahren, geht in eine progrediente Form über und endet 37 Jahre später mit dem Tod der Patientin [313].

Die Ätiologie der Multiplen Sklerose (MS) ist bis heute unklar geblieben. Die meisten exogenen Faktoren, die seit der pathologisch-anatomischen Beschreibung der „Sclérose en taches en îles par masses disseminées" im Rückenmark durch Cruveilhier [114] und fast gleichzeitig auch durch Carswell [85] 1838 und seit der klinisch-pathologischen Beschreibung durch Charcot [93] als verursachende Noxen für die Entstehung der Multiplen Sklerose angeführt wurden, dürften mehr unspezifischen Triggermechanismen, Folgezuständen oder Zufallsbefunden als kausalen Prinzipien zuzuordnen sein.

Während Charcot [94] an eine primäre Sklerose mit nachfolgender Entmarkung glaubte, nahm Putnam [391] eine primär vaskuläre Genese durch venöse Thromben an. Swank [448] sah die Ursache der MS in Mikrofettembolien, Plum und Hansen [384] in einer Kupferstoffwechselstörung und Baasch [31] in einer Quecksilberintoxikation. Alle Theorien hielten näheren Nachprüfungen nicht stand. 1884 wurde von Pierre Marie [382] erstmals ein infektiöses Prinzip im Zusammenhang mit der Ätiologie der MS diskutiert. Von mehreren bakteriellen Erregern rückten vor allem Spirochaeten [203, 218, 273, 339, 402, 439, 457] und Rickettsien [163, 405] vorübergehend in den Vordergrund des Interesses.

Durch die Hypothese der Neuroallergie [147, 378] als Ursache der Entmarkung wurde die Diskussion um die Ätiologie der MS neu belebt. Das tierexperimentelle Modell der „Experimentellen Allergischen Encephalomyelitis" wurde Grundlage für vielfältige Untersuchungen um die immunologischen Vorgänge bei der Entmarkung, auch wenn es nur teilweise für die Pathogenese der MS relevant ist [39].

Virusserologische Untersuchungen, die das Masern-Virus in den Vordergrund rückten, nahmen ihren Anfang mit der Beschreibung von Adams und Imagawa [5], die als erste Masern-Virus-Antikörper in Serum und Liquor bei MS-Patienten erhöht fanden, wenn sie mit normalen Kontrollpersonen verglichen wurden. Die Diskussion um das Masern-Virus erhielt kürzlich neuen Auftrieb durch den Nachweis von Masern-Virus-Nukleotiden im Gehirn eines MS-Patienten [192].

Die offensichtliche Krankheitsassoziation zur Hyporeagibilität des zellulären Immunsystems konnte immer wieder belegt werden. Immungenetisch scheint die spezifische Reagibilität, möglicherweise aber auch die Beeinflussung des Krankheitsverlaufes unter der Kontrolle des HLA-Systems zu stehen.

Eine polyätiologische Betrachtungsweise der MS ist daher heute wohl begründet, die neben einem präsumptiven infektiösen Agens auch eine möglicherweise genetisch gesteuerte defekte Immunantwort [182] miteinbezieht. Die Postulierung nur eines einzigen dieser Prinzipien führt zu Widersprüchen und ist mit den bisher vorliegenden Daten nicht vereinbar. Erst die Synopsis eines exogenen, vielleicht infektiösen und immunologischen Prozesses und dessen Steuerung durch genetische Faktoren (z.B. MSS-Gen) wird den heutigen Vorstellungen von der Ätiologie der MS am ehesten gerecht.

In allen Untersuchungen zur MS-Ätiologie spielt das Masern-Virus eine bedeutende Rolle, die bis heute nicht geklärt ist. Seine Bedeutung als unmittelbar wirkendes kausatives Agens konnte bislang jedoch nicht belegt werden. Insbesondere serologische Untersuchungen lassen auch andere Viren bei der Bearbeitung der Ätiologie der MS interessant erscheinen. Vielleicht auch nur in dem Sinne, daß MS-Patienten gegenüber bestimmten Virusarten eine andere Virus-Wirts-Beziehung aufweisen als gesunde Personen.

2 Epidemiologie

Schon um die Jahrhundertwende war die Multiple Sklerose in den europäischen Ländern und in Nordamerika als ein häufiges Nervenleiden bekannt. Die Häufigkeit ihres Auftretens nimmt von Norden nach Süden ab. In südlichen Ländern ist sie nahezu unbekannt. Mit Hilfe der Prävalenzrate (Erkrankung/100 000 Einwohner) läßt sich dieser Nord-Süd-Gradient verdeutlichen. Nördlich des 42. Breitengrades in Europa und des 38. in Amerika erkranken 30–60, südlich davon 5–15 pro 100 000 Personen. Südliche Länder und asiatische Regionen stehen mit 0–4 pro 100 000 am Ende der Skala [1, 10, 12, 270, 271]. Kleinere regional gut eingrenzbare Bezirke mit auffällig hohen Prävalenzraten fanden sich in Norwegen und Schweden [415, 449], Finnland [370, 401] sowie in der Schweiz [169]. Die Orkney- und Shetland-Inseln haben eine besonders hohe Prävalenzrate [447]. Diese geographisch recht gut abgrenzbaren Herde lassen vermuten, daß ein zunächst nicht näher definierter Umweltfaktor mit gleicher Verteilung einen initialen Einfluß auf die Entstehung der MS haben könnte. Bei der Annahme, daß dieser Faktor in einem „High risk"-Gebiet ständig vorhanden ist, findet die Exposition des Individuum wahrscheinlich im ersten Dezennium, spätestens aber bis zur Pubertät statt.

Die Manifestation der MS-Erkrankung ist jedoch mit Ausnahmen am Beginn des vierten Dezenniums zu erwarten. Daß zwischen Einwirkung des exogenen Faktors und der Manifestation des klinischen Bildes eine Latenzzeit verstreicht, ist wenig umstritten. Die Dauer dieser Zeitraumes wird jedoch unterschiedlich bemessen. Kurtzke [272] nimmt einen Zeitraum von 20 Jahren an, da Personen, die in „High risk"-Gebieten geboren waren und dieses Gebiet zwischen dem zehnten und fünfzehnten Lebensjahr verließen, mit der gleichen Häufigkeit erkrankten wie Personen, die ihren Wohnsitz nicht gewechselt hatten.

Bammer [33] berechnet für Deutschland eine Latenzzeit von 5 bis 10 Jahren. Weitere wesentliche Daten ergaben Studien an Einwandererkollektiven, die von „High risk"-Gebieten (Nordeuropa) in „Low risk"-Gebiete (Orient, Afrika) wechselten. Während Einwanderer aus England oder anderen Ländern Zentral- und Nordeuropas in Südafrika eine Prävalenzrate von 49/100 000 aufwiesen, hatte die im Lande geborene weiße Bevölkerung lediglich eine Prävalenzrate von 11. Die weiße Bevölkerung mit afrikanischem Dialekt dagegen hatte nur eine Prävalenzrate von 3/ 100 000 [123].

Von Leibowitz et al. [284] liegen umfangreiche Untersuchungen für Israel vor. Hier lassen sich genetisch weitestgehend gleiche Gruppen vergleichen, die aus vielen Teilen der Welt, aus „High"- und „Low risk"-Gebieten in einem Land zusammenkommen. Die Prävalenzrate der nordeuropäischen Juden liegt bei 40–50, die der jüdischen Einwanderer aus afrikanischen Ländern bei 8–12. Das Alter zum Zeitpunkt des Einwanderns bestimmt die Prävalenzrate mit. Personen, die zum Zeitpunkt der Immigration unter 15 Jahre alt waren, hatten die gleiche niedrige Prävalenzrate wie bereits im Lande geborene Menschen. Personen, die erst nach der Pubertät aus Europa nach Israel kamen, hatten Prävalenzraten wie Nordeuropäer. Ihre Nachkommen unterschieden sich jedoch hinsichtlich der Prävalenzrate nicht mehr von der übrigen Bevölkerung. Aufgrund dieser Beobachtungen läßt sich die Latenzzeit auf einen Zeitraum zwischen 9 und 33 Jahren festlegen.

Wir selbst konnten aufgrund der Erkrankungsdaten von 1800 MS-Patienten aus Deutschland mit Hilfe einer mathematischen Analyse für die schubförmige Form der MS eine Latenzzeit von 6 Jahren und für die primär chronische Form eine solche von nur 3 Monaten errechnen [478]. Nach dieser Analyse, die auf den Überlegungen von Burch [74] basiert, sind für die Entstehung der MS drei verschiedene, voneinander abhängige Ereignisse notwendig. Die von uns angegebenen Latenzzeiten beziehen sich auf den Zeitraum nach Eintreffen aller drei Faktoren. Einer dieser Faktoren kann infektiöser Natur sein. Unter der Berücksichtigung einer Latenz von 5–33 Jahren mit einem Mittel von ca. 20 Jahren und des doch recht einheitlichen Manifestationsalters, das in der postpubertären Phase beginnt, sein Maximum zu Beginn des vierten Dezenniums hat und dann zum fünften/sechsten Dezennium hin wieder absinkt, muß die Exposition mit dem exogenen Faktor für die MS sicher in der präpubertären Phase, wenn nicht schon in der frühen Kindheit, stattfinden [14, 272]. Familiäre Häufungen von MS deuten ebenfalls in diese Richtung [11, 46].

Ein exogener Umweltfaktor mit infektiösem Charakter, der bei der MS eine entscheidende Rolle spielt, wurde — wie bereits erwähnt — von Pierre Marie 1884 vermutet. Wenn sich auch seine Interpretation hinsichtlich der Spezifität des Erregers nicht bestätigt hat, so ist die These von der MS als einer späten Komplikation nach einer zyklischen Infektionskrankheit doch bis heute nicht widerlegt. Poskanzer et al. [386] haben seine These erneut aufgegriffen und sehen in der MS die Spätmanifestation einer im Kindesalter überstandenen Infektionskrankheit. Im Vergleich mit der Poliomyelitis ist das postpoliomyelitische Syndrom ein analoges Phänomen, dessen wesentlicher Unterschied zur MS darin besteht, daß sich die Symptome rasch nach der Infektion entwickeln, während die Erstmanifestation der MS erst nach langer Latenzzeit klinisch faßbar wird. Weitere Parallelen ergeben sich aus hygienischen Gesichtspunkten. Eine hohe MS-Prävalenzrate geht mit gehobenem Lebensstandard und guten hygienischen Verhältnissen einher [33, 152]. In Staaten mit schlechten hygienischen Verhältnissen kommt es schon in sehr früher Kindheit zu einer Durchseuchung mit Poliomyelitis-Virus. Die Krankheit verläuft dann als ein gutartiges abortives Krankheitsbild, während der Kontakt mit dem Polio-Virus im späteren Alter (bedingt durch gute hygienische Maßnahmen) häufiger zu einer „major illness" führt. Das Risiko, an MS zu erkranken, könnte also auch zunehmen, je später das Individuum dem möglichen infektiösen Agens exponiert wird [386].

Die auffälligen Parallelen zwischen MS und Poliomyelitis lassen vermuten, daß möglicherweise eine typische Infektionskrankheit des Kindesalters eine besondere Rolle bei der MS-Ätiologie spielt. Ein von Panelius et al. [370] durchgeführter Vergleich zwischen Inzidenzrate von MS und Häufigkeit von neun typischen Infektionskrankheiten des Kindes, einschließlich der Polio, der Masern und des Mumps in verschiedenen „High risk"- und „Low risk"-Gebieten führte zu keinem in diesem Sinne positiven Ergebnis. Eine Korrelation von Inzidenz und Kinderkrankheit fand sich in keinem Fall. Auch die Anamnese von MS-Patienten, verglichen mit einer Kontrollgruppe, hinsichtlich der Anzahl durchgemachter Infektionen, brachte keine Differenz, obwohl Masernantikörperkonzentrationen im Serum der MS-Patienten signifikant höher nachgewiesen wurden als bei Kontrollpersonen. Black [55] sowie Morley [327] fanden jedoch eine positive Korrelation zwischen dem Manifestationsalter der Masern und der MS-Häufigkeit. Die MS-Häufigkeit war umso größer, je älter die Probanden zur Zeit der Masernerkrankung waren. Die Aussage dieser Studie sollte jedoch mit Zurückhaltung interpretiert werden, da zwischen Erhebung der Anamnese und der Erkrankung 30–40 Jahre liegen und die Probanden oft ihre Aussage nur auf die Erzählung dritter Personen stützen können.

Poskanzer et al. [387] haben auf den Orkney- und den Shetland-Inseln serologische Untersuchungen mit 17 verschiedenen Virusarten gemacht und beim Antikörpervergleich im Serum von MS-Patienten und Kontrollpersonen keine Differenz gefunden. Auch sie beschreiben eine im Vergleich zur übrigen Bevölkerung erhöhtes Manifestationsalter für Masern, das bei Bewohnern dieser Inseln zwischen dem 13. und 14. Lebensjahr liegt, bei der übrigen europäischen Bevölkerung jedoch wesentlich jüngere Kinder umfaßt.

Bemerkenswert ist ihre Beobachtung an 6 MS-Patienten, bei denen eine Masernerkrankung viele Jahre nach dem klinischen Beginn einer MS beobachtet worden ist. Die Bedeutung dieser Beobachtung wird dadurch relativiert, daß exakte virologische Untersuchungen bei diesen Patienten nicht gemacht werden konnten. Sie läßt jedoch Zweifel an der Hypothese zu, das Masern-Virus als kausatives Agens der MS anzusehen.

Seit 1977 wird ein weiterer Vertreter der Paramyxoviren in die Ätiologiediskussion um die MS einbezogen: das mit dem Masern-Virus kreuzreagierende Staupe-Virus [104]. Serologische Studien sind widersprüchlich. Während Cook et al. [106] und Hughes et al. [228] neben Masern-Virus-Antikörpern auch Antikörper gegen das Staupe-Virus im Serum von MS-Patienten erhöht gefunden haben, werden von Gorman et al. [178], Poskanzer et al. [387] und Krakowka et al. [265] keine Hinweise dafür gefunden, daß das Staupe-Virus als ätiologisches Agens für die MS in Frage kommt. Stephenson et al. [459] zeigten auf, daß eine MS-Erkrankung bereits manifestiert ist, ohne daß eine Staupe-Virus-Exposition vorangegangen sein muß. Langjährige epidemiologische Beobachtungen haben auch zu widersprüchlichen Ergebnissen geführt, Cook et al. [109] haben in 12jähriger Beobachtungszeit in Island einen Zusammenhang zwischen Staupeepidemien und signifikantem Anstieg von MS-Erkrankungen gesehen. Umfangreiche Untersuchungen unter Einbeziehung tierärztlicher Hochschulen in USA und Kanada sowie eine Zwei-Jahres-Studie des CDC in Atlanta haben gezeigt, daß eine erhöhte Staupeexposition nicht mit einer erhöhten Rate an MS-Erkrankung korreliert ist [274]. Auch Bauer [40] äußerte sich in diesem Sinne.

Als weiteres Ergebnis der „Multiplen Hit-Theorie" der Multiplen Sklerose kann eine genetische Komponente bei der MS angenommen werden. In der nordeuropäischen Bevölkerung werden bei MS-Kranken die HLA-Antigene A3, B7, Dw2 bzw. DR2 vermehrt gefunden [47, 102, 187, 241, 332, 462].

Für Patienten mit paralytischer Poliomyelitis wird ebenfalls eine Häufung der Antigene HLA-A3 und HLA-B7 beschrieben [328]. Bei Ersterkrankungen in Japan [333] und Israel [64, 187] wird eine Assoziation der MS zu HLA-Antigenen nicht gefunden. Eine immungenetische Beeinflussung der Verlaufsformen für die Multiple Sklerose wird ebenfalls angenommen [239]. Auffällig bleibt jedoch die geographi-

sche Verteilung von HLA-Antigenen und MS-Erkrankungen [120]. Dadurch wird
die Annahme gestützt, daß das MS-Erkrankungsrisiko auch an das HLA-System
gekoppelt sein könnte. Die Kontrolle der humoralen und zellulären Immunantwort
auf eine Virusinfektion im Kindesalter durch das HLA-System könnte dazu führen,
daß das Virus nicht immuneliminiert wird, sondern okkult im ZNS verbleibt [16].
Unspezifische Triggermechanismen führen dann zu einer Störung der Immun-
balance mit Vermehrung der T-Suppressor-Zellen, die wiederum Virusaktivierung
auslösen und die Demyelinisierung einleiten sollen [16, 207].

3 Multiple Sklerose als Slow-Virus-Infektion

3.1 Einleitung und Definition

Der Begriff der Slow-Virus-Infektion wurde zuerst von Sigurdsson [437] im Zusammenhang mit Rida-Erkrankungen (synonym Scrapie) der Schafe eingeführt. In einer 1954 an der Londoner Universität gehaltenen Vorlesung [246], definiert Sigurdsson erstmalig die „Slow-Infection" und gibt hierfür folgende Kriterien an:

a) eine lange Latenzperiode von mehreren Monaten bis mehreren Jahren;
b) gleichmäßig fortschreitender Verlauf der Erkrankung nach dem Auftreten erster klinischer Anzeichen; die Erkrankung endet mit schweren Läsionen oder Tod;
c) Begrenzung der Infektion auf eine Spezies sowie anatomische Veränderungen in nur einem Organ oder Gewebesystem.

Porter [385] spricht 1971 von Slow-Virus-Infektionen als Erkrankungen, bei denen intermittierend oder ständig eine meßbare Virusmenge in Wirtsorganismen für die Dauer des ganzen Lebens oder über Jahre hin nachzuweisen ist. Eine Erkrankung kann, muß aber dabei nicht vorkommen.

3.2 Slow-Virus-Infektion und Immunantwort

Die Manifestation der Erkrankung wird beeinflußt durch die Immunantwort des Wirtsorganismus. Diese Immunantwort ist an die humorale und zelluläre Reagibilität des Organismus sowie die Interferoninduktion gebunden. In Abhängigkeit von der Reagibilität des Organismus können nahezu alle Erreger klassischer Infektionskrankheiten, wie Adenoviren, Papovaviren, Parvoviren, Paramyxoviren, Rabdoviren, Retroviren, Coronaviren, Togaviren und sogar Picornaviren persistieren und zum Teil Slow-Virus-Charakter annehmen. Das Zentralnervensystem ist aufgrund anatomischer und immunologischer Faktoren besonders für eine Viruspersistenz geeignet [246].

Einige Faktoren, die nach Ansicht von Mims [320] die Wirt-Virus-Wechselbeziehung beeinflussen und Slow-Virus-Infektionen ermöglichen, sollen nun genannt werden.

3.2.1 Pathogenität des Virus

Viren mit zytolytischem Vermehrungszyklus induzieren akute Krankheiten, die durch Rekonvaleszenz oder Tod des Wirtsorganismus beendet werden. Einige RNS-

Viren, deren Ausschleusung aus der Zelle sich durch „Budding" vollzieht, haben entweder keine zytopathischen Eigenschaften (z. B. Virus der lymphozytären Choriomeningitis) oder diese sind so gering ausgeprägt, daß eine persistierende Infektion möglich wird [189, 392].

In vitro sind auch Paramyxoviren zur Persistenz fähig [101, 411]. Diese in vitro Ergebnisse haben einen gewissen informativen Wert für die Frage der Pathogenese menschlicher Erkrankungen unter der Voraussetzung, daß derartige Phänomene auch in vivo vorkommen. Ferner ist der Einfluß von Mutanten oder defekten Viren auf den Ablauf der Infektion und die Inkubationszeit möglich. Besonders im Hinblick auf das Masern-Virus seien die Untersuchungen von Hall und Choppin [202] sowie von Lin und Thormar [289] bei der SSPE erwähnt, die fehlendes M-Protein im ZNS für das Ausbleiben des Budding-Prozesses verantwortlich machen.

3.2.2 Immunantwort

Die Präsenz eines Virusantigens der frühen Entwicklungsphase des Individuum führt zu einer Eliminierung der gegen das Antigen gerichteten Zellen [76] und damit zur Immuntoleranz. Die mangelhafte Immunantwort kann auch auf eine genetisch bedingte Hypo- oder Areaktivität des Organismus gegenüber bestimmten Antigenen in der postnatalen Lebensperiode beruhen. Weiterhin ist die Möglichkeit einer Immunsuppression durch das Virus selbst in Betracht zu ziehen, wie Notkins [341] am Beispiel des LCM-Virus zeigen konnte. Durch Anwendung von Cyclophosphamid wurde von Cole et al. [99] nachgewiesen, daß durch Immunsuppression die Wirt-Virus-Wechselbeziehung in Richtung auf das Virus verändert werden kann. Im Bereich des ZNS gibt es wenig immunkompetente oder zur Phagozytose befähigte Zellen. Immunglobulin und Komplementspiegel machen nur einen Bruchteil der Serumkonzentration aus. Eine hohe Antikörperkonzentration würde zu einer antikörper- und komplementabhängigen Störung der infizierten Zelle führen. Geringe Konzentrationen jedoch könnten das an der Zelloberfläche gelegene Virusantigen blockieren. Die Persistenz wird darüber hinaus durch die Stase der Zellen im Bereich des ZNS begünstigt [246].

Eine Abnormität der humoralen Immunantwort ist bei MS bisher nicht bekannt geworden. Eine spezifische defekte zelluläre Immunität gegen das Masern-Virus nimmt Burnet [77] für die Entstehung der SSPE an. Ein selektiver Defekt der zellulären Immunität gegenüber dem Masern-Virus wurde jedoch nicht gefunden [7]. Eine allgemeine Hyporeaktivität des zellulären Immunapparates scheint jedoch bei der Multiplen Sklerose vorzuliegen. Die durch Antikörper blockierten Virusantigene an der Zelloberfläche verhindern die Zerstörung der Zelle durch sensibilisierte Lymphozyten [441].

3.2.3 Interferon

Viren mit „Slow-Virus"-Eigenschaften sind in der Regel schlechte Interferoninduktoren (z. B. Herpes-Viren) [24, 175]. Bei den typischen Slow-Virus-Infektionen des ZNS, Scrapie und Kuru, fehlen Immunantworten und Interferonbildung völlig. Bei Patienten mit Multipler Sklerose ist die Interferonkonzentration in Blut und Liquor von verschiedenen Autoren bestimmt worden. Die Ergebnisse sind schwer interpretierbar, weil in einigen Studien das Stadium der Erkrankung nicht berücksichtigt worden ist. Haahr [191] fand 1971 Interferonaktivität im Liquor von zwei MS-Patienten. Lubikowa et al. [297] wiesen Interferon bei 8 von 49 MS-Patienten nach und Degré et al. [125] fanden Interferon bei fast der Hälfte von 36 Patienten. Salonen et al. [424] stimulierten Lymphozyten bei 39 MS-Patienten mit verschiedenen Mitogenen. Die Interferonbildung war bei MS-Patienten sowohl hinsichtlich der Menge als auch hinsichtlich einer überhaupt nachweisbaren Interferonbildung gegenüber Kontrollpersonen vermindert. Eine Assoziation des Antigens HLA-DR2 mit geringer Interferonbildung wurde beobachtet. In Abhängigkeit von der Dauer der Erkrankung war die Interferonbildung unterschiedlich. Neighbour et al. [336, 337] haben die Interferoninduktion bei MS-Patienten durch Masern-Virus, Newcastle-Disease-Virus, Poly I:C sowie durch Concanavalin A in Leukozytenkulturen getestet. Mit Masern-Virus als Interferoninduktor war die Menge an Interferon bei MS-Patienten um den Faktor 5 bis 10 geringer als bei gesunden Kontrollpersonen. Die Zahl der Probanden ohne meßbare Interferoninduktion betrug bei MS-Patienten 31%, bei gesunden Personen 8%. Santoli et al. [426] dagegen fanden in Lymphozytenkulturen von MS-Patienten und gesunden Kontrollen keine unterschiedlichen Interferonmengen. Die Autoren stimulierten darüber hinaus die Natural-Killer-Aktivität bei MS-Patienten durch Interferonzugabe. Uchida et al. [491] gelang es dagegen nicht, die NK-Aktivität durch Interferon zu stimulieren.

In eigenen Versuchen haben wir Serum- und Liquorproben von 102 MS-Patienten untersucht, bei denen selektiv eine IgG-Erhöhung im Liquor nachweisbar war. Die Patienten waren hinsichtlich der Akuität der Erkrankung, der Verlaufsform, der Erkrankungsdauer und des Alters charakterisiert. In keiner Phase der Erkrankung konnte Interferon im Liquor nachgewiesen werden (Kuwert, Höher und Levy, unveröffentlichte Versuche 1979).

3.3 „Slow-Virus"-Infektionen von paradigmatischem Wert für die Multiple Sklerose

3.3.1 Scrapie

Die Erkrankung „Scrapie" [115] gehört zu den subakuten spongiformen Enzephalopathien und betrifft junge Schafe um das dritte Lebensjahr. Sie beginnt klinisch mit zunächst unsicheren allgemeinen Krankheitszeichen, fast immer tritt ein Pruritus und danach eine Ataxie auf. Im Terminalstadium ist ein schwankender Gang der Tiere zu beobachten. Der Verlauf der Erkrankung ist immer tödlich. Pathohistologisch findet man im ZNS spongiforme Degenerationen, Hypertrophie der Astrozyten sowie neuronale Vakuolisierungen.

Die Krankheit kommt endemisch in Europa, Asien und Nordamerika vor. Eine genetische Steuerung der Suszeptibilität für ein maternal transmissibles Agens wird angenommen [131, 372]. Die Inkubationszeit liegt je nach Inokulationsart zwischen sechs Monaten und zwei Jahren.

Ähnlich wie andere Erreger einer subakut spongiformen Enzephalopathie ist das Virus sehr hitzestabil (30 Min 80°C). Es verträgt pH-Werte zwischen 2,5 und 10.

Es ist empfindlich gegenüber Phenolen und nach vorhergehender Fluorokarbon-
behandlung auch durch proteolytische Enzyme angreifbar [229]. Die Größe des
Virus wird auf 45 bis 50 nm geschätzt, seine Dichte ist bisher noch nicht sicher bestimmbar, als genetisches Material wird DNS vermutet [230].

1965 berichteten Palsson et al. [364], daß die intrazerebrale Inokulation eines
Gehirnes von einem im akuten Schub verstorbenen MS-Patienten in Schafen innerhalb von 16–21 Monaten das Bild der Scrapie auslöst. Nach Verimpfung eines anderen MS-Gehirnes auf Mäuse sah Field [149] typische Scrapie-Läsionen. Die Befunde
konnten jedoch bisher nicht von anderen bestätigt werden [130, 174]. Der Erreger
wandert entlang der Nervenbahn und die Krankheit beginnt, wenn eine spezifische
Viruskonzentration im Gehirn erreicht ist [257, 258].

3.3.2 Kuru- und Jakob-Kreuzfeldsche Erkrankung

Als spongiforme Enzephalopathien des Menschen sind die Kuru-Erkrankung [164]
und die Jakob-Kreuzfeldsche Erkrankung bekannt geworden. Kuru tritt als familiäre
degenerative Erkrankung des Zentralnervensystems in Neu-Guinea auf. Das infektiöse Agens läßt sich durch intrazerebrale Inokulation auf Schimpansen übertragen.
Die Inkubationszeit beträgt 16 bis 38 Monate [165]. Bisher wurden keine neutralisierenden Antikörper gegen das Agens nachgewiesen. Bei der Jakob-Kreuzfeldschen
Erkrankung ist ebenfalls die Übertragung des infektiösen Agens auf Schimpansen
gelungen. Die Inkubationszeit beträgt hier 12 bis 14 Monate [173]. Eine genetisch
bedingte Empfänglichkeit wird diskutiert [307]. Bei beiden Erkrankungen werden in
Gewebekulturen Antikörper gegen ein fibrilläres Protein gefunden, das sich im
Axon der Nerven befindet [443].

3.3.3 JC-Virus

Die progressive multifokale Leukoenzephalitis ist eine seltene Entmarkungskrankheit, die im allgemeinen im Zusammenhang mit neoplastischen entzündlichen Prozessen und mit Autoimmunerkrankungen beobachtet wird [517]. Neben intranukleär gelegenen, virusähnlichen Partikeln in den Oligodendroglia [526] konnten
wiederholt Papovaviren aus den Gehirnen der Erkrankten isoliert werden [362, 516].
Serologische Studien mit dem isolierten Papovavirus (JC-Virus) lassen vermuten,
daß eine Durchseuchung der Bevölkerung mit diesem Virus bereits in früher Kindheit beginnt [363, 508].

3.3.4 Visna-Virus

Von den beiden Vertretern des Maedi-Visna-Komplexes, die zu den Lentiviren
einer Subfamilie der Retro-Virus-Gruppe gehören, induziert das Maedi-Virus eine
chronisch pulmunale Erkrankung bei Schafen, während sich das Visna-Virus als
neurotrope Variante durch die Induktion einer Entmarkungskrankheit bei Schafen
kenntlich macht [98, 335]. Die Bestimmung neutralisierender Antikörper in menschlichen Seren von MS-Patienten und Normalpersonen erbrachte keine Differenz [476,

Tabelle 1. Versuche zur Virusisolierung bei MS-Patienten von 1911–1983

Jahr	Erstautor	Untersuchungs-material	Versuchssystem	Erreger-nachweis	Beobachtungs-zeit	Klinik
1911/ 1914	Siemerling	Liquor	Affe, Kaninchen, Meerschweinchen	–	365 Tage	Passagere leichte Paresen
1913	Bullock	Liquor	Kaninchen	+	16 Tage	Paralyse
1917	Kuhn	Liquor	Affe	(+)	330 Tage	Passagere Spastik
1918	Simons	Liquor	Kaninchen	–	19 Tage	Paralyse +
1919	Marinesco	Liquor	Meerschweinchen	–	4 Tage	–
1920	Rothfield	Liquor, Blut	Kaninchen	Fremdinfektion	Entfällt	–
1921	Gye	Liquor	Kaninchen, Meerschweinchen	+	42–90 Tage	Leichte Paralyse
1921	Teague	Liquor, Blut	Kaninchen, Ratten, Meerschweinchen, Affen, Mäuse, Katzen, Hunde	–	365 Tage	–
1922	Birely	Hirnsuspension	Kaninchen	–	72–270 Tage	Passagere Paresen
1923	Collins	Liquor, Blut	Kaninchen, Meerschweinchen	–		–
1923	Adams	Liquor, Blut	Kaninchen	+	8–197 Tage	Paralyse, Ataxie

Tabelle 1 (Fortsetzung)

Jahr	Erstautor	Untersuchungs-material	Versuchssystem	Erreger-nachweis	Beobachtungs-zeit	Klinik
1924	Claude	Plaques aus Gehirn	Kaninchen	–	120 Tage	–
1924	Behr	Nasensekret bei Neuritis optica	Kaninchen	(+)	Unbekannt	Spastische Hemiplegie
1933	Hudson	Gehirn	Affe, Kaninchen, Meerschweinchen	–	365 Tage	–
1934	Cestan	Liquor, Blut	Kaninchen, Affe, Ratten	–		–
1935	Schükrü	Liquor	Kaninchen	–	3 Tage	Paralyse
1936	Cornwall	Liquor	Meerschweinchen, Affe, Kaninchen	–	30–1400 Tage	–
1940	Schaltenbrand	Liquor	Mensch, Affe	+	–	Paresen
1946	Margulis	Liquor, Blut, Gehirn	Maus	+ (Rabies)	10 Tage	Enzephalitis
1963	Thormar	Liquor	Plexus chorioideus (Mensch)	–	75 Tage	Entfällt
1964	Gudnadottir	Gehirn	Plexus chorioideus (Schaf)	Herpes-ähnlich	4 Tage	Entfällt
1965	Palsson	Gehirn	Schaf	Scrapie	630 Tage	Scrapie
1972	Gibbs	Gehirn	Maus, Schaf, Affe	–	400 Tage	–
1972	ter Meulen	Gehirn	Fusion von ZNS + CV-1 bzw. Humandiploid-Zellen	Parainfluenza I	1. Passage	Entfällt

1972	Carp	Gehirn, Körperflüssigkeiten	Maus, Schaf	MS-assoziiertes Agens	21 Tage	Leukozytenverminderung
1978	Mitchell	Knochenmark	Zellkulturen	+	Tage	–
1979	Gould	Knochenmark	Zellkulturen	+	4 Tage	–
1979	Wrobleska	MS-Gehirn	Primaten	+	3 Jahre	Paralyse
1980	Dörries	MS-Gehirn	DNS-DNS-Reassoziations-Kinetik	–	–	–
1980	Aulakh	MS-Gehirn	Hybridisierung (CMV, Herpes)	–	–	–
1980	Sibley	MS-Gehirn	Primaten	–	10 Jahre	–
1980	Burks	MS-Gehirn	Mäuse	+	2–6 Monate	–
1981	Haase	MS-Gehirn	Masern-Nukleotidsequenz	+	–	–
1981	Stevens	MS-Gehirn	Masern-Nukleotidsequenz	–	–	–
1982	Cook	MS-Gehirn	RIA (Masern, Staupe)	–	–	–
1982	Melnick	Liquor, MS, ALS	Gewebekultur	+	–	–

477]. Im Verlaufe der Erkrankung wurden im Liquor Antikörper nachgewiesen, die die Höhe der Serumantikörper erreichen können [183].

3.3.5 Herpes-Virus-Gruppe

Von den humanpathogenen Vertretern der Herpes-Virus-Gruppe sind vor allem Herpes-simplex-Virus und Varicella-Zoster-Virus, aber auch das Epstein-Barr-Virus und das Zytomegalie-Virus aufgrund serologischer Untersuchungen im Zusammenhang mit der MS genannt worden. Darüber hinaus wurde das Herpes-simplex-Virus und auch vermutlich das Zytomegalie-Virus bei einigen MS-Patienten aus dem Gehirn isoliert (Tabelle 1).

Nach der Primärinfektion durch Herpes-simplex persistiert das Virus lebenslang im Ganglion [38, 513]. In Mäusen, bei denen das Herpes-Virus in Ganglienzellen latent vorhanden ist, kann eine Immunsuppression zur Expression des Virus im Gehirn führen [254]. Bei einer multifokalen Demyelinisierung wurde Varicella-Antigen nachgewiesen [221].

Für das Epstein-Barr-Virus ist ein direkter Zusammenhang mit demyelinisierenden Prozessen bisher noch unbekannt.

3.3.6 Tollwut-Virus

Aus den Gehirnen von zwei MS-Patienten konnten Margulis et al. [305] ein Virus isolieren, das später von Dick et al. [129] als Tollwut-Virus identifiziert werden konnte. Während Margulis et al. [305] bei ca. 70% der MS-Patienten Antikörper gegen das Virus fanden, konnten diese Befunde später von Dick et al. [129] nicht bestätigt werden.

3.3.7 Röteln-Virus

Neben dem Masern-Virus und dem Herpes-Virus wird dem Röteln-Virus eine besondere Stellung in der Diskussion um die MS-Ätiologie zugeschrieben. Eine direkte kausale Beziehung zur MS ist jedoch zweifelhaft. Das Krankheitsbild einer langsam progredienten Rubella-Enzephalomyelitis ist jedoch wiederholt beschrieben worden [281, 485, 515].

3.4 Parainfektiöse Demyelinisierung

Im Zusammenhang mit demyelinisierenden Erkrankungen dürfen die para- und postinfektiösen Enzephalomyelitiden nicht unerwähnt bleiben. Sie begegnen uns unter den Bezeichnungen „akute disseminierte Enzephalitis", „postvakzinale Enzephalomyelitis" und „akute hämorrhagische Leukoenzephalitis" als akute demyelinisierende Erkrankungen des zentralen Nervensystems in erster Linie als Komplikationen von Masern [490] und nach Pockenschutzimpfungen [442], Varicella [184], Influenza [220] und vielleicht auch nach Rubellainfektion [319]. Die zeitliche Bezie-

hung zwischen dem Auftreten der postinfektiösen Enzephalomyelitis und den Virus-
infekten ist offensichtlich. Die pathologisch-histologischen Veränderungen sind
jedoch nicht die einer akuten, virusbedingten Enzephalitis und ein Erregernachweis
gelingt nur in seltenen Fällen [21]. Lediglich die postinfektiöse Masern-Enzephalitis
macht eine Ausnahme. Bei ihr lassen sich Einschlußkörperchen im ZNS nachweisen
[3], und auch die Anzüchtung des Virus gelingt nach Zellfusionen gelegentlich [470].
Es fällt jedoch auf, daß virale Erreger von Infektionskrankheiten mit Neigung zur
postinfektiösen Enzephalomyelitis zwar unterschiedlich im chemischen Aufbau und
in der Morphologie sind, aber die Fähigkeit zur Zytolyse ist ihnen allen gemeinsam
[204], und gerade Viren, wie Masern, Vaccinia, Herpes, Mumps und Parainfluenza
werden aufgrund serologischer und morphologischer Befunde immer wieder in
Zusammenhang mit der Ätiologie der MS genannt, wie später noch ausgeführt wird.
Trotzdem gibt es keinen Beweis für die direkte Beteiligung eines Virus an dem
Prozeß der Entmarkung.

Dagegen spricht auch, daß das pathologische Substrat sowie der klinische Verlauf einer postinfektiösen Enzephalomyelitis dem der experimentellen allergischen
Enzephalomyelitis gleicht [378].

Es ist daher eher anzunehmen, daß die Entmarkung Folge einer indirekten
Virusbeteiligung im Sinne einer virusinduzierten Immunreaktion ist [377, 517].

3.5 Persistierende Paramyxovirusinfektionen

3.5.1 Parainfluenza

Das Parainfluenza-Virus ist insbesondere dadurch charakterisiert, daß es persistierende Infektionen in vivo und in vitro macht [117, 185, 186, 235]. In entsprechenden
Gewebekulturen werden virusspezifische Antigene in jeder Zelle nachgewiesen,
während infektiöses Virus nicht mehr gebildet wird. Die Kulturen sind nicht mehr
mit anderen Paramyxoviren zu infizieren, wohl aber mit Vertretern anderer Virus-
gruppen [235, 323].

Eine persistierende Infektion mit dem 6/94-Virus (Parainfluenza I) in Mäusegehirnen wurde von Iwasaki und Koprowski [237] beobachtet.

3.5.2 Mumps

Permanent mit Mumps-Virus infizierte Zellkulturen wurden von Henle et al. [209]
beschrieben. Ein mit Mumps-Virus infizierter Stamm menschlicher Konjunktival-
zellen schied über viele Passagen Mumps-Virus aus, jedoch nur 1% der Zellen war
zur Produktion von infektiösem Virus fähig [509]. Oligoklonales IgG kann Jahre
nach Mumps-Meningitis persistieren trotz eines normalen klinischen Verlaufs mit
restitutio ad integrum [500].

3.5.3 Subakut sklerosierende Panenzephalitis (SSPE)

Das der SSPE assoziierte Virus gehört in die Paramyxovirus-Gruppe und ist mit dem Masern-Virus identisch [471].

Von der Erkrankung an SSPE werden durchweg Kinder im Schulalter betroffen. Die Häufigkeit ihres Auftretens wird von Jabbour et al. [232] mit 1–5 pro 1000000 angegeben. Die Erkrankung gilt als Modell einer menschlichen „Slow-Virus"-Infektion [471] und ist durch die Isolierung des Masern-Virus aus dem Gehirn erkrankter Personen auch für die Betrachtung der Multiplen Sklerose von Bedeutung.

Der histopathologische Befund zeigt eine diffuse Enzephalitis von wechselnder Schwere, die sowohl die graue als auch die weiße Substanz des gesamten Gehirns betrifft. Der enzephalitische Prozeß ist durch einen perivaskulären Zellwall von Lymphozyten und Plasmazellen sowie durch eine diffuse Infiltration in die graue und weiße Substanz charakterisiert. Häufig wird eine diffuse noduläre Proliferation der Gliazellen beobachtet [473]. In den Oligodendroglia finden sich charakteristische intranukleär gelegene Einschlußkörper vom Cowdry-Typ A.

Nach ihrer Erstbeschreibung durch Bodechtel und Guttmann [56] hat die Erkrankung, bedingt durch neurohistopathologische Befunde, zahlreiche Synonyma bekommen. Dawson [122] bezeichnet sie als „Einschlußkörperchen-Enzephalitis". Pette und Döring [379] nannten sie „Panenzephalomyelitis" und van Bogaert [57] führte den Ausdruck „Subakut sklerosierende Leukoenzephalitis" ein. Der heute gebräuchliche Ausdruck „Subakut sklerosierende Panenzephalitis" (SSPE) hat die früheren Bezeichnungen abgelöst.

Eine Virusätiologie dieser Erkrankung wurde zunächst von Dawson [122] 1933 vermutet. Sherman et al. [430] konnten mit fluoreszenzserologischen Methoden angeblich Herpes-simplex-Antigen im Zytoplasma der Nervenzellen von SSPE-Patienten nachweisen. Der hohe IgG-Gehalt im Liquor, der auch bei MS-Patienten gefunden wird, wurde als Ausdruck einer allergischen Enzephalitis gedeutet [378].

Den ersten Hinweis auf Beteiligung von Paramyxoviren an der Ätiologie dieser Erkrankung wurde von Bouteille et al. [61] und später von Harter und Tellez-Nagel [205] durch den elektronenmikroskopischen Nachweis von typischen Nukleokapsiden erbracht. Hohe Masern-Virus-Antikörper in Serum und Liquor sowie der Nachweis von Masern-Virus-Antigen waren weitere wesentliche Befunde [103].

Infektiöses Masern-Virus wurde dann erstmals 1969 von Payne et al. [374] sowie von Barbosa [36] durch die Methode der Cokultivierung freigesetzt. Das gleiche gelang Barbanti-Brodano et al. [35] durch Zellfusion in Gegenwart von inaktiviertem Sendai-Virus. Das so isolierte masernähnliche Virus ließ sich nun in normalen Gewebekulturen weitervermehren. Die von ter Meulen [471] beschriebenen Differenzen zwischen SSPE- und Masern-Virus lassen nur graduell Unterschiede erkennen, wie der Vergleich von zwei SSPE-Virus-Stämmen mit zwei Masern-Virus-Stämmen, einem attenuierten und einem Wildstamm, ergab. Mit den üblichen serologischen Verfahren ließ sich zwischen allen 4 Stämmen keine Differenz aufzeigen.

Von Hall und Choppin [202] wird fehlendes M-Protein für die Masern-Virus-Persistenz bei der SSPE verantwortlich gemacht. Beim normalen Replikationszyklus des Masern-Virus stabilisiert das M-Protein das in der Zellmembran gelegene Envelopeglykoprotein und dirigierte damit die Anlagerung des Nukleokapsids, nach der dann der Budding-Prozeß stattfinden kann. In Zellkulturen aus Hirnmaterial ist das M-Protein geringer konzentriert vorhanden oder fehlt völlig [289]. SSPE-Patienten haben eine verminderte Immunantwort gegenüber dem M-Protein [201]. Das gleiche Phänomen findet man auch bei Personen, deren Maserninfekt schon lange zurückliegt. Die Ursache für diese fehlende M-Proteinproduktion kann einmal die Masern-Virus-Infektion von Kindern sein, bei denen noch eine Teilimmunität durch mütterliche Masernantikörper besteht. Die unter diesen Bedingungen entstehenden Masern-Virus-Mutanten könnten sich durch fehlende M-Proteinproduktion auszeichnen. Zum anderen mögen aber auch die Gehirnzellen jüngerer Kinder noch nicht in der Lage sein, das M-Protein zu produzieren.

4 Virologie der Multiplen Sklerose

4.1 Virusnachweis

Von den zahlreichen Versuchen, die Virushypothese der MS durch den Erregernachweis zu bestätigen, sind sicher nur wenige publiziert worden. Die meisten dürften einfach ohne Erfolg verlaufen sein. Dennoch fallen die ersten bekannt gewordenen Versuche mit den ersten Schritten der Aufklärung von virusbedingten Infektionskrankheiten zusammen (Tabelle 1). Bereits 1911 verimpften Siemerling und Raecke [436] den Liquor MS-kranker Patienten auf Kaninchen und auf Meerschweinchen. Eine leichte passagere Paralyse wurde zwar beobachtet, doch wurden weder Hirnläsionen noch Entmarkungen gefunden. Zwei Jahre später sah Bullock [72] nach gleichen Versuchen neben einer schlaffen Lähmung auch Myelinscheidenfragmente am Kaninchenhirn. Einen Beweis für die Virusgenese seiner Beobachtungen konnte er nicht erbringen. Die Versuche von Simons 1918 [438] führten zwar am Kaninchen nach intraduraler und intradermaler Applikation von Liquor zu einer Paralyse und zum Tod der Tiere, aber histologische, für MS typische Veränderungen waren nicht nachweisbar.

Kuhn und Steiner [267] fanden bereits 1917 kleine Herde von Myelitiden in Affenhirnen, die Liquor MS-kranker Patienten erhalten hatten und auch an einer spastischen Parese erkrankt waren. Auch Adams et al. [2] gelang 1923 die Induktion einer Ataxie durch Verimpfung von Blut und Liquor auf Kaninchen. Von dem Gedanken ausgehend, daß die Neuritis optica häufig erstes Symptom einer beginnenden Encephalomyelitis disseminata ist, gewann Behr [42] 1924 Nasenspülflüssigkeit von Patienten mit dieser Erkrankung. Er ließ sich dabei von dem Gedanken leiten, daß ein ubiquitär vorkommendes Virus möglicherweise für die MS-Entstehung verantwortlich sei. Es gelang ihm auch, eine spastische Hemiplegie am Kaninchen zu induzieren. Wie weit bei allen Versuchen jener Zeit damals noch unbekannte enzephalitogene Erreger übertragen wurden und wie weit auch experimentelle allergische Enzephalitiden erzeugt wurden, kann im nachhinein nur schwer entschieden werden. Eine Bestätigung dieser Befunde durch andere Autoren wurde nicht erbracht.

Erste weitergehende Versuche, wie Rückübertragungen von Tier zu Mensch, wurden 1940 von Schaltenbrand [452, 453] berichtet. Nach Gabe von filtriertem, frischem Liquor MS-kranker Patienten konnte er in Affen eine Pleozytose erzielen, die über 6 Monate anhielt. Einige Tiere zeigten während der Beobachtungszeit Anzeichen von Paresen. Auch die Kontaktübertragung auf andere Tiere wurde angeblich beobachtet, wobei der aerogene Übertragungsmechanismus diskutiert wurde. Übertragungsversuche von Mensch zu Mensch wurden von Schaltenbrand [453] ebenfalls durchgeführt. Auch dabei erkrankten die Patienten an einer Pleozytose, leichten neurologischen Symptomen und Fieber.

Margulis et al. [305] berichteten 1946 über gelungene Virusisolierungen aus Gehirnen von zwei MS-Patienten. Beide Isolate erwiesen sich als antigenetisch identisch. Unter Verwendung der Isolate als Antigen ließen sich bei der Hälfte aller untersuchten MS-Patienten Antikörper im Serum nachweisen. Bei Patienten im akuten Schub betrug der Prozentsatz angeblich 70. Dick et al. [129] identifizierten die Isolate von Margulis et al. [305] später als Tollwut-Viren. Sie konnten die Ergebnisse der Durchseuchungsstudien nicht an MS-Patienten bestätigen. Bei keinem MS-Patienten wurden neutralisierende Antikörper im Serum nachgewiesen. Bychkowa [78] fand bei anderen MS-Patienten später ebenfalls tollwutähnliche Virusstämme.

In den 70er Jahren haben besonders die Untersuchungen von Carp et al. [82, 83] Interesse gefunden. Durch intraperitoneale und intrazerebrale Verimpfung von MS-Gehirnaufschwemmungen auf männliche Mäuse erzielten sie einen absoluten Abfall der polymorphkernigen neutrophilen Leukozyten. Diese Veränderungen waren bereits eine Stunde nach der Inokulation zu beobachten und dauerten 8½ Monate an. Durch die Inokulation von Scrapie-infizierten Mäusegehirnen war dieser Leukozytenabfall ebenfalls auszulösen [287]. Der Titer des leukozytenreduzierenden Faktors war jedoch um 10^6 größer als der Infektiositätstiter des Scrapie-Virus [82]. Klinisch-neurologische Symptome oder Entmarkungsprozesse konnten bisher nicht beobachtet werden. Durch den gleichen Faktor aus MS-Gehirn ließ sich auch die Zellausbeute der Mauszellinie „PAM" reduzieren [83]. Der Faktor konnte bei 80% aller MS-Kranken nachgewiesen werden. Bei Nicht-MS-Kranken oder gesunden Personen wurde er nicht beobachtet [81]. Die Ergebnisse wurden durch Koldovski et al. [264] und Henle et al. [211] überprüft. In aufwendigen Neutralisationsexperimenten waren Antikörper gegen diesen Faktor bei Verwandten und Pflegepersonal MS-kranker Patienten nachweisbar, während sich in der Normalbevölkerung keine Antikörper fanden.

Die Untersuchungen von Carp [82], Henle [211] und Koldovski [264] waren jedoch später nicht reproduzierbar. Die Befunde der Autoren hielten den experimentellen Nachprüfungen nicht stand, so daß 1977 eine Revozierung ihrer Hypothese erfolgte [84].

Von ter Meulen et al. [470] wurden 1972 die Isolierung von Parainfluenza-I-Viren bei MS-Patienten beschrieben. Aber auch hier scheint kein MS-spezifisches Agens gefunden worden zu sein, da bis heute ähnliche Beobachtungen nicht mitgeteilt worden sind.

Auch in den letzten Jahren sind reproduzierbare Verfahren zum Nachweis eines MS-spezifischen Virus nicht bekannt geworden. Bei dem von Mitchell et al. [321] beschriebenen infektiösen Agens, isoliert aus Knochenmark von MS-Patienten, das in Gewebekulturen Synzytienbildung ausgelöst hatte, hat es sich vermutlich um eine Mycoplasmenkontamination gehandelt [322], obwohl wenig später auch Gould et al. [181] über ein transmissibles Agens berichten, das aus Knochenmark von MS-Patienten isoliert, innerhalb von 4 Tagen in Gewebekulturen einen zytopathischen Effekt auslöste. Eine Mycoplasmenkontamination ist aber auch hier nicht völlig ausgeschlossen worden.

Wrobleska et al. [523] gelangen 1979 bei neonataler Inokulation von MS-Gehirnmaterial in Schimpansen der Nachweis eines Zytomegalie-Virus. Die Tiere erkrankten 3 Jahre nach der Inokulation an einer Paralyse, ähnlich der eines Guillain-Barré-Syndroms. Auch Sibley et al. [433] verimpften MS-Gehirn an Primaten. Obwohl sie die Tiere 10 Jahre lang beobachteten, blieben ihre Versuche ohne positives Resultat. Negativ blieben auch die Versuche von Aulakh et al. [30] zum Nachweis von Herpes- oder Zytomegalie-Virus-Genomen in MS-Gehirnen. Burks et al. [75] beschrieben 1980 zwei Coronaviren, die sie aus MS-Gehirnen nach Überimpfung auf Mäuse iso- lieren konnten. Polypeptidisolate waren mit Peptiden menschlicher Coronaviren und Mäuse-Coronaviren verwandt [170].

Die Masern-Virus-Theorie wurde erneut belebt durch Untersuchungen von Haase et al. [192], die in einem von 4 MS-Gehirnen Masern-Virus-Genom nachwei- sen konnten. Stevens et al. [460] hatten bei ähnlichen Versuchen zum Masern-Virus- Nachweis keinen Erfolg. Cook et al. [110] konnten mit einem Radio-Immuno-Assay weder Masernantigen noch Staupeantigen finden und Dörries und ter Meulen [132] blieben mit der DNS-DNS-Reassoziationskinetik erfolglos.

Die Tabelle 1 gibt einen Überblick über die von 1911–1983 publizierten Arbeiten zur Virusisolierung bei Multipler Sklerose. Sie verliefen letztlich alle negativ.

Neben dem experimentellen Nachweis eines infektiösen Agens hat die Elek- tronenmikroskopie ihren Beitrag zur Virustheorie der MS morphologisch geliefert. Nach den bisher vorliegenden Befunden aus postmortal oder bioptisch gewonnenen Präparaten lassen sich drei Typen von „Virus-like-particle" unterscheiden [244]:

a) Ovoide Körper von 30–400 nm Größe, die möglicherweise als Myelinbruch- stücke angesehen werden müssen [375].
b) Dichte, in den Astrozyten gelegene Granulate, die auch bei einer Reihe von anderen chronischen Erkrankungen gefunden werden und vermutlich als unspe- zifische Veränderungen in den Astrozyten zu deuten sind [150].
c) Tubuläre Strukturen von Nukleoproteincharakter, wie sie für Paramyxoviren typisch sind [135, 334, 390, 400].

Ob diesen Strukturen eine pathogenetische Bedeutung für die MS zukommt, ist noch unbekannt.

Für den Mißerfolg der über 7–8 Jahrzehnte gehenden Versuche zur Entdeckung eines infektiösen Agens bei der Multiplen Sklerose lassen sich mehrere Begründun- gen anführen:

a) Für die Entstehung der MS ist kein Virus verantwortlich. Die bei MS-Kranken gefundenen Virusisolate sind zufällige Befunde ohne kausalen Zusammenhang mit der MS. Dafür spricht, daß keines der Ergebnisse bisher sicher reproduzier- bar war.
b) Es handelt sich um ein Virus, das „Slow-Virus"-Charakter hat oder in Form seines Genoms in der Zelle latent vorhanden ist und nur gelegentlich zur vollen infektiösen Entität aktiviert wird.
c) Es handelt sich um eines oder mehrere häufig vorkommende Viren, die als Erre- ger zyklischer Infektionskrankheiten bekannt sind und die unter besonderen Voraussetzungen (Genetik, Umweltfaktor, Immundefekt) zu einer direkten oder indirekten immunologischen Schädigung des Myelin führen können.
d) Die bisher verwendeten Versuchssysteme eignen sich nicht zum Nachweis des für die MS postulierten Erregers.

4.2 Virusantikörper

Während der direkte Virusnachweis bei der MS ohne eindeutig überzeugenden Erfolg blieb, hat die indirekte Beweisführung einer Virusätiologie über die Immunantwort zu einer Fülle von Publikationen geführt, nachdem Adams und Imagawa [5] 1962 bei MS-Patienten im Vergleich zu Kontrollpersonen eine signifikante Erhöhung komplementbindender und neutralisierender Antikörper gegen das Masern-Virus fanden. Diese Differenz ließ sich sowohl im Serum als auch im Liquor demonstrieren. Die Ergebnisse wurden zunächst von Sibley und Foley [432], 1963 und 1965 auch von Pette und Kuwert [380] bestätigt, während Reed et al. [393] in einer kleineren Gruppe von MS-Patienten derartige Beobachtungen nicht machen konnten. Auch Ross et al. [407] konnten mit Masernantigen keine divergierenden Antikörperbefunde bei MS-Patienten und Kontrollpersonen aufzeigen, wohl aber mit einem komplementbindenden Antigen des Varicella-Zoster-Virus.

Die Tabelle 2 gibt zunächst einen orientierenden Überblick über die meisten der bis heute erschienenen Arbeiten und die dabei erzielten Ergebnisse. In der Tabelle 3 sind neben den Ergebnissen auch Anzahl von Kontrollpersonen, Testmedien und Testmethode angegeben. Alle Arbeiten befassen sich mit dem Serum- und/oder Liquorantikörper bei MS-Patienten und Kontrollgruppen gegen insgesamt 37 verschiedene Virustypen, Chlamydien, Rickettsien und Mycoplasmen.

Insgesamt wurden in 55 Versuchsreihen Masernantikörper bei ca. 7000–8000 MS-Patienten und entsprechenden Kontrollpersonen aus verschiedenen Populationen geprüft. In dieser Aufstellung sind die Arbeiten aus neuerer Zeit nicht enthalten, die sich mit der zellulären Immunität gegenüber Virusantigenen befassen oder die Natur oligoklonaler Antikörper im ZNS untersuchen.

Bis in die Mitte der 70iger Jahre wurde bei virusserologischen Untersuchungen das Masern-Virus favorisiert. Danach bezog man eine Vielzahl von Virusantigenen in serologische Untersuchungen mit ein. Die Ergebnisse zeigten, daß bei einer Vielzahl von Virusarten erhöhte Antikörper bei MS-Patienten im Vergleich zu Kontrollpersonen zu finden sind. Die besondere Stellung des Masern-Virus wurde jedoch immer wieder bestätigt. In 22 Studien der letzten 8 Jahre wurde nur in 2 Arbeiten keine Differenz des Antikörpergehaltes zwischen MS-Patienten und Kontrollpersonen gefunden.

Umfangreiche epidemiologische Untersuchungen zur Bedeutung des Staupe-Virus für die Ätiologie der MS [387] hatten mehrere serologische Studien mit diesem Virus zur Folge. Nur in 4 von 8 dieser Arbeiten wird eine Antikörperdifferenz zugunsten der MS-Patienten beschrieben. In 7 Publikationen zur Virusserologie der MS wurde ein Mumpsantigen mitgeführt. In 4 von ihnen wird ein erhöhter Mumpsantikörper bei MS-Patienten gefunden. Für Rubella und andere Virusarten, wie Herpes, Epstein-Barr-Virus oder Vaccinia-Virus, sind ähnliche Ergebnisse bekannt geworden. In anderen Studien wurden weitere Virusantigene, wie Parainfluenza III, Influenca C oder Polio-Virus, eingesetzt. Auch mit diesen Virusarten wurden zum Teil Antikörperdifferenzen zugunsten erhöhter Werte bei MS-Patienten beschrieben. Die Verfügbarkeit sensiblerer Techniken für virusserologische Untersuchungen hat offenbar viele Autoren dazu gebracht, das Thema MS und Virusantikörper erneut aufzugreifen. Mit Ausnahme von Masern-Virus-Antikörpern jedoch konnte

Tabelle 2. Virusserologische Untersuchungen bei MS-Patienten und Kontrollpersonen mit DNS- und RNS-Viren im Überblick

Taxonom. Stellung	Virus-Gruppe	Virus	Anzahl der Unter- suchun- gen	Anti- körper erhöht bei MS- Patienten	Keine Diffe- renz
RNS mit Envelope	Paramyxo- viren	*Masern*	55	48	7
		Staupe	8	4	4
		Para. I	11	1	10
		Para. II	3	–	3
		Para. III	4	1	3
		Para. IV	2	–	2
		Mumps	22	6	16
		Resp. syn.	3	1	3
	Myxoviren	Influenza A	3	–	3
		Influenza B	3	–	3
		Influenza C	2	1	1
	Rubellaviren	Rubella	16	8	8
	Rhabdoviren	Tollwut	2	1	1
	Arboviren	FSME	1	–	1
	Arenaviren	LCM	1	–	1
RNS ohne Envelope	Enteroviren	Polio I–III	4	1	3
		Coxsackie	2	–	2
		ECHO	2	–	2
		Kardiovirus	1	–	1
DNS mit Envelope	Herpesviren	H. simplex	21	7	14
		Var.-Zoster	15	5	10
		Epstein-Barr	3	2	1
		CMV	2	–	2
	Pockenviren	Vaccinia	8	5	3
DNS ohne Envelope	Adenoviren	Adenovirustypen	5	1	4
	Papovaviren	Papillom	1	–	1
Unbekannt	Unbekannt	MS-AA	1	1	–
Kein Virus	PLT-Gruppe	Psittakose	2	–	2
	Mycoplasmen	M. pneum.	2	–	2
	Rickettsien	Cox. burn.	2	–	2

insgesamt keine Korrelation zwischen immunologischem Befund und MS-Erkrankung konsistent unter Beweis gestellt werden.

Eine Erweiterung der virusserologischen Untersuchungen unter Berücksichtigung des Masern-Virus bei MS-Patienten wurde durch den Einsatz von Untereinheiten des Masern-Virus [208] sowie durch den Vergleich der Serum-Liquor-Antikörper erreicht. Norrby und Gollmar [353] konnten in Untersuchungen an Normal-

Tabelle 3. Ergebnisse aus 79 virusserologischen Studien. Die Antikörper wurden im Serum und/oder Liquor mit Hilfe der Komplementbindungsreaktion (KBR), des Hämagglutinationshemmungstestes (HHT), der Immunfluoreszenz (Fluor.), in der Hämadsorptionshemmung (Hämad.), im Neutralisationstest (NT), in der Platelet-Aggregation, der Präzipitation, der Hämolysininhibition (HLI), der Mixed Agglutination, dem ELISA (Enzyme linked immuno sorbens assay) und dem RIA (Radioimmunoassay) bestimmt. Eine Differenz zugunsten höherer Werte (Positivreagenten, Titermittelwerte) bei MS-Patienten im Vergleich zu Kontrollpersonen wurde mit + bewertet

Erstautor/Jahr	MS-Patienten	Kontrollen	Probe	Virusantigen	Technik	Ergebnis
Margulis 1946	70	27	Serum	EHA-Virus (Rabies)	NT	+
Dick 1958	50	50	Serum	EHA-Virus (Rabies)	NT	−
Adams 1962	109	96	Serum, Liquor	Masern	NT	+
					KBR	+
Sibley 1963	53	93	Serum, Liquor	Masern	KBR	+
				RSV	KBR	−
				Herpes simplex	KBR	−
				Adenovirus	KBR	−
Thormar 1963	57	57	Serum	Visna	NT	−
Gudnadóttir 1964	53	45	Serum	Herpes simplex (?)	NT	+
Reed 1964	35	33	Serum, Liquor	Masern	NT, HHT, KBR	−
				Mumps	KBR	−
				Herpes simplex	KBR	−
				Adenovirus	KBR	−
				Influenza A, B, C	KBR	−
				Polio I–III	KBR	−
Ross 1965	96	96	Serum	Masern	KBR	−
				Varicella	KBR	+
				Herpes simplex	KBR	−
				Mumps	KBR	−
				Polio I–III	KBR	−
				Psittakose	KBR	−
				Mycoplasmen	KBR	−
				Q-Fieber	KBR	−

Tabelle 3 (Fortsetzung)

Erstautor/Jahr	MS-Patienten	Kontrollen	Probe	Virusantigen	Technik	Ergebnis
Clarke 1965	26	52	Serum, Liquor	Masern Polio I–III	HHT NT	+ + (?)
Pette 1965	70	548	Serum, Liquor	Masern	KBR	Serum + Liquor −
Adams 1967	132	−	Serum, Liquor	Masern	Serum, NT, KBR Liquor, NT, KBR	+ −
Just 1967	61	175	Serum	Masern	HHT	−
Ross 1969	13	17	Serum	Masern Herpes simplex Varicella	KBR, HHT KBR KBR	− + +
Panelius 1970	49	49	Serum	Masern	Präzip.	+
Panelius 1970	153	164	Serum	Masern	Platelet Aggr.	+
Panelius 1970	135	136	Serum	Masern	HHT	+
Henson 1970	42	94	Serum	Masern	KBR, HHT	Geschwister − Andere +
Adams 1970	133	172	Serum	Masern	HHT	+
Brown 1970	119	112	Liquor	Masern Influenza A_0, A_1, A_2, B Parainfluenza I–IV RSV Rubella, Mumps	NT, KBR, HHT, Fluor NT NT NT NT	+ − − − −
Millar 1971	43	86	Serum	Masern Mumps Herpes simplex	Fluor Fluor Fluor	+ + −

Panelius 1971	137	137	Serum	Masern	HHT, Präzip.	+
					salzabh. HHT	+
					Platelet Aggr.	+
				Rubella	HHT	−
				Mumps	HHT	−
				La Crosse Virus	HHT	−
Brody 1971	97	111	Serum	Masern	HHT, KBR	Geschwister −
						Gesunde Pers. +
				Influenza A, B	KBR	−
				Influenza C	KBR	+
				Parainfluenza I + II	KBR	−
				Parainfluenza III	KBR	+
				Mumps	KBR	+
				Herpes simplex	KBR	+
				Varicella	KBR	+
				Adenovirus	KBR	−
Sever 1971	106	202	Serum	Masern	HHT, KBR	+
				Parainfluenza III	KBR	−
				Mumps	KBR	−
				RSV	KBR	−
				Adenovirus	KBR	−
				Varicella	KBR	−
				Psittakose	KBR	−
				Q-Fieber	KBR	−
Fraser 1972	57	57	Serum, Liquor	Herpes simplex	Fluor	+
				Rubella	Fluor	−
Daniel 1972	130	86	Serum	Masern	KBR	+
				Herpes simplex	KBR	+
				Varicella	KBR	+
				Mumps	KBR	+

Tabelle 3 (Fortsetzung)

Erstautor/Jahr	MS-Patienten	Kon-trollen	Probe	Virusantigen	Technik	Ergebnis
Cendrowski 1972	23	39	Liquor	Masern	HHT	+
Salmi 1972	52	85	Serum	Masern	HHT	+
				Herpes simplex	KBR	−
				Varicella	KBR	−
				Epstein-Barr	Fluor	−
Ammitzböll 1972	92	173	Serum	Masern	HHT	+
Salmi 1972/73	180	295	Serum	Masern	HHT, HLI, KBR	+
Catalano 1972	46	90	Serum	Herpes I	NT, KBR	−
				Herpes II	NT	(+)
				Varicella	KBR	−
				Mumps	KBR	−
Casteigne 1973	33	36	Serum, Liquor	Masern	KBR	+
					HHT	+
					Hämad.	+
Horikawa 1973	28	28	Serum	Masern	HHT, KBR	−
				Parainfluenza I–IV	HHT	−
				Mumps	HHT	−
				Rubella	KBR, HHT	+
				Adeno	KBR	+
Ortana 1973	22	75	Serum	Herpes simplex	KBR	+
				Coxsackie B1, 2, 3, 4, 6	KBR	−
				ECHO 8, 9, 11, 20	KBR	−
				LCM	KBR	−
				Enzephalomyo K.	KBR	−
				Mumps	KBR	−
				Polio I–III	KBR	−

Salmi 1973	229	391	Serum	Masern	KBR, HHT	+
				Parainfluenza I	KBR, Präzip.	−
				Herpes simplex	KBR	−
				Varicella	KBR	−
				Mumps	HHT, KBR	−
				Rubella	HHT	−
				Mycoplasmen	KBR	−
Offner 1973	128	289	Serum	Masern	Gel-Präzip., HHT	+
Brody 1973	40	89	Serum	Masern	HHT	+
Brown 1973	127	78	Liquor	Vaccinia	NT	+
				Parainfluenza I	NT	+
Kempe 1973	187	108	Liquor	Vaccinia	NT	+
Bertrams 1974	840	126	Serum	Masern	HH, KBR	+
Salmi 1974	63	101	Liquor	Masern	HHT, HLI, Präzip.	+
				Rubella	HHT	+
				Herpes simplex	KBR	−
				Varicella	KBR	−
				Mumps	KBR	−
				FSME	KBR	−
Norrby 1974	30	60	Serum, Liquor	Masern	HHT	+
					HLI	+
					KBR	+
					NT	+
Genner 1974	96	410	Serum	Papilloma	KBR	−
Nemo 1974	48	48	Serum	Masern	HHT, HLI	+
				Parainfluenza I	HHT, HLI	−
				Parainfluenza I (6/94)	HHT, HLI	−

Tabelle 3 (Fortsetzung)

Erstautor/Jahr	MS-Patienten	Kontrollen	Probe	Virusantigen	Technik	Ergebnis
Lehrich 1974	46	74	Serum	Parainfluenza I	HHT	−
Ito 1975	59	59	Serum, Liquor	Varicella Herpes simplex Vaccinia	Mixed. Agglut. Mixed. Agglut. Mixed. Agglut.	+ − −
Thompson 1975	33	38	Liquor	Vaccinia	NT	+
Henle 1975	22	60	Serum	MS-AA	NT	Pflegepers. + Normalpers. +
Miyamoto 1976	144	74	Serum, Liquor	Masern Vaccinia	HHT	+ −
Hutchinson 1976	100	−	Serum, Verlaufs-kontrolle	Masern	Masern IgG	+
Sumaya 1976	142	74	Serum	EBV (VCA)	Immunfluor	+
Kratsch 1977	195	251	Serum	Masern	HHT, ADCC	+
Schuller 1977	3	−	Liquor	Rubella		AK im ZNS gebildet
Thompson 1977	20	−	Liquor	Vaccinia	NT	+
Wikstroem 1977	195	251	Serum	Parainfluenza I (6/94)	HHT	+
Nordal 1978	10	−	Liquor, Serum	Masern, Rubella Mumps, Herpes simplex	Elektroimmunofixation	Lokale AK gegen alle Viren

Forghani 1978	94	94	Liquor	Masern, Rubella Vaccinia Herpes simplex, Varicella	RIA, KBR HHT	+ für alle Viren
Bollengier 1978	6	–	MS-Gehirn	Masern	HHT, KBR	–
Cremer 1979	33	33	Liquor	Masern	Cytotoxische AK	+
Fraser 1979	20	20	Serum, Liquor	Masern	Adsorption an infizierte Zellen	IgM +
Nicoletti 1979	27	32	Serum, Liquor	Masern, Rubella Herpes simplex I Varicella	HHT KBR	Mumps + Masern +
Cook 1979	142	142	Serum	Masern, Staupe	NT	+
Arnadotir 1979	20	–	Serum, Liquor	Masern, Rubella RSV	HHT	Lokale AK gegen alle Viren
Fewster 1979	82	82	Serum	Masern	HHT	+
Matreeva 1980	130	–	Serum	Masern, Rubella, Mumps	HHT, KBR	Lokale AK im Schub
Hughes 1980	64	64	Serum	Staupe	NT	+
Poskanzer 1980	81	162	Serum	Masern, Rubella, Herpes simplex I + II, Mumps, Parainfluenza, Varicella, Epstein-Barr, Staupe, Enteroviren, CMV	HHT, KBR, NT, Elisa	–
Sumaya 1980	157	81	Serum	Epstein-Barr	Fluor	+
Gorman 1980	10	10	Liquor	Masern, Staupe	RIA	+

Tabelle 3 (Fortsetzung)

Erstautor/Jahr	MS-Patienten	Kontrollen	Probe	Virusantigen	Technik	Ergebnis
Cremer 1980	134	165	Serum, Liquor	Masern, Mumps, Parainfluenza (6/94), Rubella, CMV, Vaccinia Herpes simplex, Varicella	KBR HHT RIA	Masern + Rubella + Vaccinia +
Hayes 1980	9	–	Liquor	Masern (NP, V Antigen)	Immunpräcipit.	NP 4× V 3×
Stephanson 1980	37	34	Serum, Liquor	Masern Staupe	HHT, NT Immunpräzipit.	+
Appel 1981	76	61	Serum, Liquor	Hundeviren (Staupe, Adeno, Parainfluenza, Herpes simplex, Corona, Parvo)	NT	Staupe +
Bollengier 1981	1	–	Liquor, Gehirn	Masern	KBR, HHT	+
Metha 1981	41	30	Liquor	Masern	HHT, NT	+
Madden 1981	55	53	Serum	Coronavirus	ELISA	–
Madden 1981				Masern, Staupe		
Salmi 1982	73	73	Serum	Coronavirus	RIA	–
Tobler 1982	18	18	Serum, Lymphocyten	Masern Mumps	AK Rosettentest	+ –
Krakowka 1983	20	20	Serum, Liquor	Masern, Staupe	Immunpräzipit.	–

personen nach Maserninfektion zeigen, daß eine gute Korrelation der neutralisierenden Antikörper und der hämolysininhibierenden Antikörper besteht, während dies für Antikörper gegen das Hämolysin und das Hämagglutinin nicht in jedem Falle gegeben war. Bei der von ihnen untersuchten Personengruppe war der komplementbindende Antikörper hauptsächlich gegen das Nukleoprotein des Masern-Virus gerichtet. Nukleoprotein-, Hämagglutinin- und Hämolysin-Antikörper gegen das Masern-Virus wurden bei MS-Patienten im Vergleich zu Kontrollpersonen erhöht gefunden, wenn man als Grundlage der Beurteilung den Liquor-Serum-Quotienten heranzog. Unter gleichen Bedingungen war mit Adenovirus als Antigen keine Differenz zwischen MS-Patienten und Kontrollpersonen zu verzeichnen. Norrby et al. [352] sehen darin die Bildung von virusspezifischem Immunglobulin im ZNS der MS-Patienten.

Während jedoch das Liquor-IgG bei SSPE-Patienten durch komplettes Masern-Virus vollständig absorbiert werden kann, läßt sich bei MS-Kranken im Liquor nur ein Teil des Immunglobulin G durch Masern-Virus binden [352]. Bei gleichen Experimenten mit anderen Virusantigenen konnten Norrby et al. [352] eine lokale, intrathekale Antikörperproduktion finden, die nicht nur gegen Masern-Virus (57% der Patienten), sondern auch gegen Rubella (19%), Mumps (15%), Herpes Typ I (11%) und Parainfluenza I (3%) gerichtet war. Insgesamt konnte bei 71% der MS-Patienten eine lokale, intrathekale Antikörperproduktion gegen eine oder mehrere Virusarten im Liquor nachgewiesen werden.

Die Befunde von Norrby et al. [352], aber auch die Arbeiten der letzten Jahre (Tabelle 3) lassen den Schluß zu, daß die „One-Hit"-Hypothese für die MS nicht unbedingt Gültigkeit haben muß, sondern daß unter bestimmten Voraussetzungen die Encephalomyelitis disseminata eine uniforme Reaktion des Organismus auf verschiedene Viren darstellen kann, wie es heute bei der postinfektiösen Enzephalomyelitis angenommen wird.

Es ist ebenfalls denkbar, daß die erhöhten Antikörperwerte gegen Masern-Virus und andere Paramyxoviren, vielleicht sogar allgemein, mit einem Autoimmunprozeß korreliert sind. Dafür sprechen die Befunde von Vesikari und Latinen [504], Phillips und Christian [381], Kalliomäki und Halonen [251] und Triger et al. [487], die eine solche Antikörperdifferenz bei anderen Autoimmunprozessen, wie z.B. Lupus erythematodes oder chronisch-aggressiver Hepatitis, nachweisen konnten.

Nur wenige Autoren haben sich mit der Bestimmung der Immunglobulinklasse der Virusantikörper bei MS-Patienten beschäftigt, obwohl virusspezifisches IgM als Hinweis auf die Präsenz eines Virusantigens gedeutet werden könnte. Millar et al. [318] fanden in Seren von 43 MS-Patienten viermal masernspezifisches IgM und zweimal mumpsspezifisches IgM nach Anwendung der Immunfluoreszenz als Nachweistechnik. Im Liquor dagegen war kein virusspezifisches IgM zu finden [195]. Gegen das Masernhämolysin gerichtetes IgG haben Fraser et al. [160] nachgewiesen. Sie fanden es sowohl bei MS-Patienten als auch bei Kontrollpersonen, jedoch in unterschiedlicher Konzentration. MS-Patienten hatten höhere Werte. Nach Absorption der IgG-Antikörper blieb bei 10 Patienten masernspezifisches IgM von Antihämolysincharakter übrig, bei den Kontrollpersonen wurde es nur einmal gefunden.

Ebenso wie die Versuche zum direkten Nachweis eines MS-spezifischen infektiösen Agens lassen auch die serologischen Studien mit ihren zum Teil widersprüchlichen Ergebnissen keine allgemein gültige Interpretation zu, obwohl die besondere

Bedeutung des Masern-Virus in diesem Zusammenhang evident ist. Ein Grund von besonderem Gewicht ist dabei die Heterogenität der Probanden sowohl der MS-Patienten als auch der Kontrollpersonen, die besonders in den frühen serologischen Studien zum Ausdruck kommt. Für die Auswahl der Probanden dieser beiden Gruppen bei zukünftigen Studien stellen Sever et al. [427] 5 Kriterien besonders heraus:

a) Die Auswahl der Patienten sollte so groß wie möglich sein (>100).
b) Die Kontrollgruppe muß mit der MS-Gruppe hinsichtlich Alter, Rasse und geografischer Herkunft identisch sein.
c) Eine Kontrollgruppe aus Verwandten und MS-Patienten ist mit zu berücksichtigen.
d) Patienten im akuten Schub sollen solchen gegenübergestellt werden, deren Krankheitsablauf zum Zeitpunkt der Untersuchung sich klinisch nicht verändert.
e) Das lebensaltersabhängige Antikörperprofil der jeweils untersuchten Bevölkerung sollte bekannt sein.

Viele Studien der letzten Jahre, so auch die von Panelius [368] tragen einigen dieser Forderungen Rechnung. Während die Anzahl der Patienten selten 100 übersteigt, wird doch die klinische Verlaufsform häufiger berücksichtigt [41, 312, 456].

5 Intrazerebrale Antikörpersynthese

5.1 Bluthirnschranke

Die quantitative Bestimmung des Liquorproteins ist eines der Hilfsmittel, das seit langem zur Beurteilung der Bluthirnschrankenfunktion herangezogen wird. Sie gilt ferner als Parameter zur Beurteilung neurologischer Erkrankungen. Auch die Diagnostik der Multiplen Sklerose, für die es bisher weder klinische noch laborchemische Kriterien MS-spezifischer Art gibt, bedient sich dieses Hilfsmittels. Die intrazerebrale Bildung von IgG bei Patienten mit MS wurde bereits vor mehr als 20 Jahren vermutet [250]. Eine klare diagnostische Aussage wird jedoch dadurch erschwert, daß die Festlegung eines Normwertes durch den weiten Bereich der individuellen Schwankungsbreite für die Liquorproteine kaum möglich ist. Ein Fortschritt wurde durch die gleichzeitige Bestimmung von Serum- und Liquorproteinen und durch die Einführung von Formeln zur Bestimmung von Serum-Liquor-Quotienten erreicht, mit deren Hilfe sich das im Zentralnervensystem gebildete IgG kalkulieren läßt. Für die Praxis haben sich die Verfahren von Tourtelotte [484], Delpech und Lichtblau [128] sowie Link [290] und Sun et al. [446] bewährt.

Bei der Berechnung der IgG-Synthese im Bereich des ZNS wird im wesentlichen die Bestimmung des Albumin und des IgG in Serum und Liquor herangezogen. Die Anwendung des Serum-Liquor-Quotienten hat sich besonders für die MS-Diagnostik positiv ausgewirkt und wird durch ihren hohen Aussagewert gerade bei individuellen Fragestellungen angewendet [395]. Pathologisch veränderte Quotienten werden nicht ausschließlich bei MS-Patienten gefunden. Bei über 90% der MS-Patienten sind jedoch pathologische Werte zu erwarten [293, 376, 446].

5.2 Isoelektrische Fokussierung

Mit der Einführung der isoelektrischen Fokussierung (IEF) als Dünnschichttechnik in die Proteinanalyse des Liquor durch Kjellin und Vesterberg [260] 1977 war eine Methode gefunden, die eine weitere Differenzierung des IgG und damit auch die Diagnostik neurologischer Störungen degenerativer, demyelinisierender oder entzündlicher Genese ermöglichte [465]. Mit Hilfe der IEF läßt sich das Liquor-IgG in zahlreiche Banden auftrennen. Dabei werden im kathodischen Teil oligoklonale Banden sichtbar, die im Vergleich mit der IEF des Patientenserum ausschließlich im Liquor gefunden werden und damit auf ihre Synthese im Bereich des ZNS hindeuten. Die IEF wurde vielfach modifiziert, kann aber inzwischen als Standardmethode mit individueller Anwendung in der MS-Diagnostik angesehen werden, die zusammen mit der Errechnung von Indices aus Liquor- und Serumprofilen für Albu-

min und IgG, bei der MS bis zu 97% [446] mit der klinischen Diagnose überein-
stimmt [86, 127, 142, 143, 161, 171, 172, 176, 177, 233, 248, 249, 256, 261, 263, 295,
296, 308, 309, 310, 311, 360, 399, 408, 422, 434, 483, 484, 499, 502].

Die pathogenetische Bedeutung der intrathekalen IgG-Synthese für die Multiple
Sklerose ist dabei bis heute nicht geklärt. Auch die IEF hat bisher dazu wenig beitra-
gen können. Bei dem intrazerebral gebildeten IgG handelt es sich offenbar um ein
sehr heterogenes Immunglobulin, das einerseits bei der MS überwiegend aus IgG 1
zu bestehen scheint [139, 498]. Andererseits wird ein erheblicher Teil aus Leicht-
ketten gebildet, deren generelles Vorkommen bei der MS zugunsten der Kappa-
ketten im Vergleich zu Normalpersonen verschoben ist [138, 280, 291, 293, 497].
Nach isoelektrischer Fokussierung zeigt das Liquor-IgG homogene und heterogene
Banden bei MS-Patienten von Lambdacharakter. Homogene Kappabanden finden
sich in Kathodennähe.

Einige IgG-Fraktionen scheinen nur aus freien Lambdaketten zu bestehen [403].
Vandvik und Norrby [501] konnten durch Kreuzimmunelektrophorese nachweisen,
daß in einer einzelnen nach Isofokussierung des IgG entstandenen Bande sowohl
IgG-Kappa als auch IgG-Lambda vorhanden sein kann.

5.3 Oligoklonales IgG und Virusantikörper

Ausgehend von der Überlegung, daß das Vorhandensein oligoklonaler IgG-Banden
im Liquor nahezu bei fast allen MS-Patienten gefunden wird und daß ebenfalls bei
der Mehrzahl der MS-Patienten im Liquor vermehrt Antikörper gegen das Masern-
Virus, aber auch gegen andere Virusarten gefunden werden [354, 416, 419, 421],
wurde vermutet, daß dieses oligoklonale IgG Ausdruck der entsprechend erhöhten
Virusantikörpersynthese sein könnte. Norrby et al. [352] haben die Assoziation von
Virusantikörpern und oligoklonalen IgG-Banden im Liquor von MS-Patienten
untersucht. Ein Zusammenhang zwischen dem Auftreten der IgG-Banden und der
Virusantikörper gegen verschiedene Virusarten, wie Masern, Rubella, Mumps und
Herpes, fand sich nicht. Auch spätere Untersuchungen, die mit verschiedenen serologischen Techniken wie Komplementbindungsreaktion, Hämagglutinationshemmungstest und Neutralisationstest, aber auch mit autoradiographischen Methoden
durchgeführt wurden, ließen einen direkten Zusammenhang zwischen den gefundenen Banden und Virusantikörpern nicht erkennen [59, 314, 342, 343, 408, 409, 497,
502, 503].

Im Gegensatz zur SSPE, wo ca. 30–60% des im ZNS gebildeten IgG Masern-
Virus-spezifisch ist, waren es bei MS-Patienten nur 5% [314]. Auch wurden in der
überwiegenden Anzahl außer Antikörpern gegen das Masern-Virus Antikörper
gegen andere Virusarten gleichzeitig gefunden, obwohl der Anteil an Masernantikörpern in allen Untersuchungen der größte war [408, 502]. Nach der Absorption
mit Virusantigenen von Masern und Varicella ließ sich keine Veränderung der IgG-
Banden nachweisen und auch ein Absinken des IgG-Spiegels im Liquor wurde nicht
beobachtet [502]. Autoradiographische Methoden belegen, daß Masern-Virus-Antikörper nicht nur in einer, sondern in nahezu allen Zonen des oligoklonalen IgG
nachgewiesen wird [431].

Es kann festgehalten werden, daß bei MS-Patienten die Bildung oligoklonaler Virusantikörper auch im ZNS stattfindet. Bei der Mehrheit treten sogar vermehrt Antikörper gegen verschiedene Virusarten auf [501].

Eine Verbindung zwischen den in loco gebildeten Antikörpern und den Hauptfraktionen oligoklonaler IgG-Banden besteht jedoch nicht. Die Bedeutung der intrathekalen Antikörperbildung bleibt bei der MS weiter unklar.

Zur Erklärung dieses Phänomens werden verschiedene Hypothesen diskutiert:

a) Die Virusantikörperbildung ist der Nebeneffekt einer Immunstimulation durch ein anderes unbekanntes Antigen [342].
b) Sie ist das Ergebnis der Stimulation durch ein unspezifisches Mitogen, welches mit dem Krankheitsprozeß zusammenhängt [342].

In beiden Fällen würde es sich um eine polyklonale B-Zell-Stimulierung handeln, bei der es unspezifisch im Sinne einer anamnestischen Reaktion zur Antikörperbildung kommt [408].

6 Das Immunsystem bei Multipler Sklerose

6.1 Humorales Immunsystem

Über die Bestimmung der Immunglobulin-Konzentration bei MS-Patienten im Vergleich zu gesunden Kontrollpersonen gibt es zahlreiche Studien. Uyeda et al. [494] beobachteten einen erhöhten IgA- und einen erniedrigten IgM-Spiegel im Serum. Kolar et al. [262] sahen sowohl Vermehrung als auch Verminderung von IgA und IgM. Andere Untersucher fanden keinerlei Differenzen der Serum-Immunglobuline G, A oder M bei MS-Patienten im Vergleich zu Kontrollpersonen [22, 154].

Auch Symington et al. [451] fanden keine Differenz der IgG-Konzentration im Serum von MS-Patienten und Kontrollpersonen. In dieser Hinsicht negativ verliefen auch Untersuchungen beim Vergleich der IgE-Konzentration [224]. Von Al-Agidi und Roberts [9] liegt eine Studie vor, die sie in einer genetisch einheitlichen Population durchführen konnten. Sie fanden keine Differenzen der Konzentration von IgG, A und M im Serum zwischen MS-Patienten und Kontrollpersonen. Lediglich für das Serum-IgE wird eine leicht erhöhte Konzentration bei MS-Patienten beobachtet. Diese Patienten stammten vorwiegend aus dem ländlichen Anteil der Bevölkerung.

Ein Einfluß auf die humorale Immunantwort geht jedoch möglicherweise von der Änderung der T-Zell-Subpopulation aus. Nach Goust et al. [180] entgehen die B-Zellen von MS-Kranken dem möglichen Einfluß der eigenen T-Suppressor-Zellen. Dadurch kommt es zu einer Proliferation der B-Zellen. Es muß offenbleiben, ob daraus eine vermehrte Antikörperbildung ganz generell gegen Virusantigene resultiert oder ob speziell das Auftreten von Masern-Virus-Antikörpern − etwa gegen Untereinheiten wie Hämolysin und Nukleoprotein − im Schub der Erkrankung selektiv der Steuerung durch die T-Zellen unterliegt.

Während im Serum keine Differenzen der Immunglobulinkonzentration zwischen MS-Patienten und Kontrollpersonen zu beobachten sind, sind IgG und IgA im Liquor im Mittel regelmäßig bei MS-Patienten erhöht. Wenn man nun während des Krankheitsverlaufes die Immunglobulinkonzentration in Serum und Liquor bestimmt, dann gibt es Anzeichen dafür, daß das IgG im Schub erhöht ist [359, 451, 484]. Obwohl generell die IgG-Konzentration im Serum der MS-Patienten nicht erhöht ist, haben sich Serumantikörper gegen Gehirngewebe mit unterschiedlichen Techniken immer wieder nachweisen lassen [294, 299, 300].

Einer dieser Antikörper richtet sich gegen das basische Myelinprotein [285]. Weitere Antikörper gegen Gehirngewebe haben neurotoxischen Charakter und führen in Gewebekulturen neuralen Ursprungs zur Demyelinisierung [60a, 299]. Experimentell ließ sich eine antikörperabhängige Demyelinisierung an den Sehnerven von Kaulquappen aufzeigen [466]. Über die Bedeutung der gegen Gehirngewebe gerichteten Antikörper bei MS-Patienten läßt sich nur spekulieren. Es ist nicht klar, ob sie eine primäre Bedeutung für die MS haben oder ob sie als Folge der Zerstörung von Nervengewebe sekundär auftreten.

6.2 Natural-Killer-Zelle (NK)

Es gibt vermehrte Hinweise darauf, daß die Natural-Killer-Zellen (NK) eine besondere Rolle bei der Abwehr von Virusinfektionen spielen [144, 488, 491, 520]. Dabei hat das Interferon, das durch virusinfizierte Zellen produziert wird, einen modulierenden Effekt auf die NK-Aktivität [425, 426]. Menschliche NK-Zellen tragen einen IgG-Fc-Rezeptor. Es finden sich jedoch keine Immunglobuline an ihrer Oberfläche. NK-Zellen werden repräsentiert durch sogenannte Null-Zellen (NON-B/NON-T) und durch T-Gammazellen (T-Zellen mit IgG-Fc-Rezeptor) [426].

Nur wenige Studien befassen sich mit der NK-Aktivität bei MS-Patienten. Die Ergebnisse können noch nicht abschließend beurteilt werden. Benczur et al. [44] berichten über eine verminderte NK-Aktivität gegen eine Leukämie-Target-Zelle bei MS-Patienten im Vergleich zu entsprechenden Kontrollen. Eine verminderte NK-Aktivität war in diesen Studien besonders bei Männern beobachtet worden. Die Ergebnisse der Autoren wurden später durch Uchida et al. [491] bestätigt.

Im Gegensatz dazu fanden Santoli et al. [425, 426] keine Unterschiede der NK-Aktivität zwischen MS-Patienten und Kontrollpersonen. Es wurde jedoch geringgradig eine erhöhte Aktivität der NK-Zellen bei MS-Patienten beobachtet.

Der Einfluß des Interferon und die verminderte Interferonproduktion bei MS-Patienten wurde bereits früher erwähnt. Eine verminderte Aktivität der NK-Zellen würde die Hypothese einer persistierenden Virusinfektion bei Immundefekten unterstützen. Die aktuelle biologische Funktion der NK-Zellen in der MS-Pathogenese ist jedoch unklar.

6.3 Zelluläre Immunität

Größere Untersuchungen zur zellulären Immunität bei Multipler Sklerose sind erst in den letzten Jahren vorgelegt worden. Kam-Hansen et al. [253] fanden T-Zellen im Liquor erhöht, aber eine Korrelation zum Verlauf der MS wurde nicht beobachtet. Über T-Zell-Verminderung im peripheren Blut ohne Assoziation zum Verlauf der Erkrankung berichten Sagar et al. [414]. Die überwiegende Zahl der Studien zeigt jedoch eine Korrelation von T-Zellen oder T-Zell-Aktivität zum Verlauf der Erkrankung. Naess und Nyland [331] wiesen bereits 1978 auf eine T-Zell-Vermehrung im Liquor von MS-Patienten hin, bei gleichzeitig verminderter T-Zellzahl im peripheren Blut. Sie machten ihre Beobachtungen während der Exazerbation der Erkrankung. Arnason und Antel [28] berichten über eine erhöhte Suppressor-Zellaktivität bei jungen MS-Patienten zu Beginn des Schubes. Keine Unterschiede im Verhalten der T-Lymphozyten wurde bei älteren Patienten gesehen, die sich in einer stationären Phase ihrer Erkrankung befanden. Im Schub aber hatten 6 von 7 MS-Patienten eine reduzierte T-Suppressor-Zellaktivität. Bei einer Verlaufskontrolle in zwei

Fällen ging die Besserung des klinischen Bildes mit einer Normalisierung der T-Suppressor-Zellzahl einher. Gleiche Beobachtungen werden von Huddlestone et al. [225, 226] mitgeteilt. Sie fanden ebenfalls die T-Suppressor-Zellzahl im Schub vermindert. Mit Einsetzen der Remission kam es sowohl zu einer Vermehrung der T-Suppressor-Zellen als auch zu einer Steigerung der T-Suppressor-Zellaktivität.

Die Untersuchungen über die Störung der Immunregulation bei MS erhielt neuen Auftrieb, nachdem für die Differenzierung der T-Zell-Subpopulationen monoklonale Antikörper zur Verfügung standen. Für die MS ergab sich die Möglichkeit, durch die Bestimmung der T-Zell-Subpopulationen bzw. der Zellmembranantigene mit Hilfe monoklonaler Antikörper eine Analyse der aktiven Krankheitsphasen vorzunehmen. Hier sind besonders die Arbeiten von Reinherz et al. [396] und Bach et al. [32] zu nennen. Eine Verlagerung des Gleichgewichtes zwischen T-Helfer- und T-Suppressor-Zelle zugunsten der T-Helfer-Lymphozyten ließ sich während der aktiven Krankheitsphase aufzeigen. MS-Erkrankungen ohne Progredienz ließen keine Differenzen bei den T-Zell-Subpopulationen im Vergleich zu Kontrollpersonen erkennen. Panitch und Francis [371] fanden in Paralleluntersuchungen an Lymphozyten aus peripherem Blut und Liquor bei Patienten mit MS gleichgerichtete Veränderungen des T-Helfer- und T-Suppressor-Zellquotienten im Sinne einer quantitativen Überrepräsentation von T-Helfer-Zellen. Obwohl parallel zum Krankheitsverlauf gehende Veränderungen der T-Zell-Subpopulationen in Liquor und peripherem Blut nicht von allen Untersuchern bestätigt werden konnte [206, 207], führt die Mehrzahl der vorliegenden Ergebnisse doch zu der Annahme, daß die Fluktuationen des Helfer-Suppressor-Zellverhältnisses im peripheren Blut offensichtlich Veränderungen am Ort der pathogenetisch entscheidenden Gewebsschädigung im ZNS widerspiegeln. Insofern sind die Befunde von besonderer pathogenetischer Signifikanz.

Auch chronisch-progrediente Verlaufsformen können mit einer Verminderung der T-Suppressor-Zellen einhergehen [66].

Rodeck et al. [404] haben den Einfluß der Cortisontherapie bei schubförmigen und chronisch progredienten Verläufen der MS auf das T-Helfer/T-Suppressor-Verhältnis untersucht. Aus ihren Ergebnissen läßt sich kein einheitlicher Einfluß auf das Verhältnis der Lymphozytensubpopulationen ableiten.

Neben der immer wieder beobachteten numerischen Veränderung der T-Zellsubpopulationen war auch die Funktionsfähigkeit der Lymphozyten von MS-Patienten Gegenstand von Untersuchungen. Unspezifische Stimulierungen mit verschiedenen Mitogenen, wie Phytohämagglutinin zeigten überwiegend keine Differenzen im Vergleich von MS-Patienten und Kontrollpersonen [179, 512]. Auch eine voraufgehende Immunisierung der Patienten hatte keinen Einfluß auf die Reagibilität der Lymphozyten von MS-Patienten [329]. Wallen et al. [512] konnten dagegen zeigen, daß die Suppressor-Zellaktivität bei Verwendung von Hirnantigenen als Mitogen deutlich verstärkt wurde. Dropcho et al. [133] fanden eine verminderte Stimulierbarkeit bei Verwendung von Gesamtlymphozyten von MS-Patienten. Die Reaktion war normal, wenn ausschließlich T-Zellen im Versuch verwendet wurden. Die Reagibilität der T-Zellen von MS-Patienten scheint also auch von anderen Lymphozytensubpopulationen als den T-Zellen allein abhängig zu sein.

Umfangreiche Untersuchungen zur lymphozytären Spontantransformation und Stimulierbarkeit mit den unspezifischen mitogenen Phytohämagglutinin und Concanavalin A unter Berücksichtigung von Alter, Geschlecht, Schweregrad, Dauer und Verlaufsform der MS-Erkrankung wurden von Trenn [486] vorgelegt.

Die Spontantransformationsrate war bei jungen MS-Patienten zwischen 20 und 30 Jahren besonders hoch. Sie nahm mit zunehmendem Alter der Patienten ab. Eine Altersabhängigkeit der Stimulationsfähigkeit bei Kontrollpersonen wurde nicht beobachtet. Unterschiedliches Verhalten der Spontantransformation wurde auch im Verlauf der MS-Erkrankung sichtbar. Bei schubförmig progredientem Verlauf nimmt die Spontantransformationsrate ab, ebenso bei Verlaufsformen die primär schubförmig sind und später chronisch-progredient werden. Bei Verwendung unspezifischer Mitogene, wie PHA und Con A, war bei chronisch-progredienten Verlaufsformen eine Abnahme der Stimulationsfähigkeit im Verlauf der Erkrankung zu erkennen. Bei der schubförmig-progredienten Form dagegen blieb die mitogene Transformationsrate konstant oder stieg sogar an.

6.4 Zelluläre Immunantwort auf Virusantigen

Für Untersuchungen zur zellulären Immunantwort auf Virusantigene bei MS-Patienten im Vergleich zu entsprechenden Kontrollen von gesunden Personen und neurologisch Kranken mit anderen Erkrankungen als MS, sind verschiedene Techniken herangezogen worden. Überwiegend handelt es sich um den Lymphozytentransformationstest (LTT), seltener werden der Migrationsinhibitionstest (MIF) oder andere Verfahren angewendet.

Die Ergebnisse der vorliegenden Studien sind nicht immer kongruent. Ihre Interpretation muß lückenhaft bleiben. Die Gründe dafür mögen zum Teil in den technischen Problemen liegen und besonders in der Präparation der Virusantigene, für die zum Teil infektiöses Virus oder virusinfizierte Zellen verwendet werden, so daß eine Replikation des Virus in den Lymphozyten der zu untersuchenden Personen nicht ausgeschlossen werden kann. Bei anderen Viruspräparationen ist die Vermehrung ausgeschlossen, aber die Fähigkeit zur Zellfusion besteht auch für die inaktivierten Präparationen und damit die Beeinflussung der Lymphozytenfunktion. Dies gilt insbesondere für Viren der Paramyxo- und Herpes-Virusgruppe.

Bei Anwendung des MIF unter Verwendung von Masern-Virus als Antigen wird bei MS-Patienten eine geringe, zum Teil sogar nicht mehr meßbare Immunantwort beobachtet [162, 428, 493]. Ähnliche Befunde wurden auch von Ciongoli et al. [95] mitgeteilt, die eine verminderte Immunantwort gegen das Masern-Virus oder gegen Masern-Virus-infizierte Zellen im Vergleich zu Kontrollpersonen fanden. Bei Verwendung von Rubella- und Parainfluenza-I-Antigen war eine differente Immunantwort im MIF zwischen MS-Patienten und Kontrollpersonen nicht festzustellen. Ilonen et al. [234] fanden ebenfalls verminderte Reagibilität gegenüber Masern-Virus-Antigen und keine Differenzen bei Verwendung von Parainfluenza-I-Antigen im Vergleich zu Kontrollpersonen. Die Befunde sollten hinsichtlich der Spezifität der Reaktion zurückhaltend interpretiert werden, da eine positive Makrophageninhibition auch bei Personen möglich ist, die eine Masern-Virus-Infektion vorher nicht durchgemacht haben.

Tabelle 4. Untersuchungen zur zellulären Immunreaktivität gegen Virusantigene bei MS-Patienten

Erstautor/Jahr	Zellart	Technik	Virusantigen	Ergebnis
Utermohlen 1973	Lymphozyten	MIF	Masern	Vermindert
Ciongoli 1976	Buffycoat	MIF	Masern Rubella Mumps Parainfluenza I	Vermindert Keine Differenz Vermindert Keine Differenz
Nordal 1976	Leukozyten	MIF	Masern	Keine Differenz
Cunningham 1977	Lymphozyten	LTT	Masern Mumps Parainfluenza	Keine Differenz Vermindert Keine Differenz
Fucillo 1978	Lymphozyten	MIF	Masern Herpes CMV Vaccinia	Keine Differenz Keine Differenz Keine Differenz Keine Differenz
Utermohlen 1978	Lymphozyten	MIF	Masern	Vermindert
Sheremata 1978	Lymphozyten	MIF	Masern Rubella	Vermindert Vermindert
Weiner 1979	Lymphozyten	LTT	Vaccinia	Vermindert
Lisak 1978	Buffycoat	MIF	Masern	Keine Differenz
Symington 1978	Lymphozyten	LTT	Masern Parainfluenza I Vaccinia	Vermindert Keine Differenz Keine Differenz
Walker 1979	Lymphozyten	LTT	Mumps Parainfluenza Polio I	Vermindert Vermindert Vermindert
Neighbour 1979	Lymphozyten	Lympho- zyten- suppression	Masern	Vermindert
McFarland 1979	Lymphozyten	LTT	Masern Mumps Vaccinia	Stark vermindert Gering vermindert Gering vermindert
Reunanen 1980	Liquor- Lymphozyten	LTT	Masern Herpes	Für beide peripher stärker vermindert als im Liquor
Barna 1981	Leukozyten	Leuko- zyten- adhärenz	Masern-infi- zierte Zellen	Weniger Adhärenz
Ilonen 1981	Lymphozyten	LTT	Masern Herpes I Mumps Rubella	Vermindert Vermindert Vermindert Vermindert

Die meisten Untersuchungen zur Beurteilung der spezifischen zellulären Immunität bei MS-Patienten wurde mit Hilfe der Technik der Lymphozytentransformation gemacht (Tabelle 4). In 7 verschiedenen Studien [116, 145, 234, 336, 450, 510, 518] wurde von 5 Autoren das Masern-Virus-Antigen als Mitogen eingesetzt. Vier Studien berichten über eine erniedrigte Immunantwort bei MS-Patienten im Vergleich zu Kontrollpersonen. In einem weiteren Bericht war ein Unterschied zwischen MS-Patienten und Kontrollpersonen bei der Transformation durch Masern-Virus-Antigen nicht festzustellen. Vier weitere Autorengruppen verwendeten auch das Mumps-Virus als Mitogen. Alle berichten übereinstimmend über eine verminderte Immunantwort bei MS-Patienten im Vergleich zu gesunden Kontrollpersonen. In 3 Studien wird ein weiteres Paramyxovirus, das Parainfluenza I, als Immunstimulans verwendet. Eine verminderte Reagibilität bei MS-Patienten wurde jedoch nur in einer Studie beobachtet.

Der Einsatz des Vaccinia-Virus als spezifisches Immunstimulans führte bei zwei Autorengruppen zu einer verminderten zellulären Immunreaktion bei MS. Eine weitere Publikation berichtet, daß eine Differenz zwischen MS-Patienten und Kontrollpersonen nicht zu beobachten war.

Betrachtet man die Ergebnisse im einzelnen, dann wird in drei Studien neben Masern-Virus auch Herpes, Parainfluenza I, Mumps, Rubella, Vaccinia und Polio-Virus als Mitogen eingesetzt und gegen alle angegebenen Virusantigene eine verminderte Reagibilität beobachtet. Nur in einer Studie bezieht sich die verminderte Reagibilität lediglich auf das Masern-Virus, während Parainfluenza I und Vaccinia zwischen MS-Patienten und Kontrollpersonen keine Differenzen erkennen lassen. Eine weitere Autorengruppe kann eine verminderte Reagibilität nur mit dem Mumps-Virus-Antigen demonstrieren, während Masern und Parainfluenza-I-Virus keine Differenzen zwischen MS-Patienten und Kontrollpersonen aufweisen. Von Reunanen et al. [398] werden bei 4 MS-Patienten gesteigerte Transformationsfähigkeit von Liquor-Lymphozyten im Vergleich zu Lymphozyten aus peripherem Blut beobachtet, wenn Masern-Virus als Antigen angewendet wurde. Gleichsinnige Studien mit anderen Virusarten sind uns bisher nicht bekannt geworden.

Die Überprüfung der zellulären Immunantwort bei Anwendung des LTT und unter Verwendung von bestimmten Virusantigenen als Mitogen bei MS-Patienten und Kontrollpersonen läßt keine Präferenz für bestimmte Virusarten erkennen. Für die zelluläre Immunabwehr wird überwiegend eine verminderte Reagibilität bei Verwendung von Virusantigenen beschrieben. Obwohl der Hinweis auf das Masern-Virus und seine direkte oder indirekte Beteiligung bei der Beschreibung zellulärer Immunreaktionen weniger deutlich ausfällt als bei der Kontrolle humoraler Abwehrmechanismen, fällt doch auf, daß eine verminderte zelluläre Immunabwehr bei MS-Patienten, gemessen im LTT, bei der Verwendung von Paramyxoviren als Antigen, vor allem bei Masern und Mumps, in fast allen Studien beobachtet wird. Ein krankheitsassoziierter Immundefekt, speziell gegenüber Paramyxoviren, ist nicht auszuschließen.

7 Einfluß genetischer Faktoren auf die Multiple Sklerose

7.1 Das HLA-System

Die Bedeutung eines genetischen Faktors für die Ätiologie der MS wird schon lange vermutet. Familienstudien haben gezeigt, daß Verwandte von MS-Patienten ein erhöhtes Erkrankungsrisiko haben und daß dieses Risiko in Korrelation zum Grad der Verwandtschaft steht [11]. Die Beobachtung einer an den Histokompatibilitäts-komplex gebundene Empfänglichkeit für das Großleukämie-Virus bei Mäusen [288] hat auch das HLA-System des Menschen und dessen Einfluß auf menschliche Erkrankung in den Mittelpunkt des Interesses gerückt. Nach einer ersten Mitteilung von Amiel [18] über eine Kopplung des HLA-Systems mit dem Morbus Hodgkin folgten weitere Beschreibungen über HLA-assoziierte Erkrankungen [121, 325].

Das gehäufte Vorkommen der Antigene HLA-A3 und B7 bei der Multiplen Sklerose wurde erstmals von Bertrams und Kuwert [45], gleichzeitig auch von Jersild et al. [242] und Naito et al. [332] beschrieben und ist später für die kaukasische Bevölkerung immer wieder bestätigt worden [239]. Bei der Auswertung von insgesamt 2000 MS-Patienten und 12 000 Kontrollpersonen werden die Antigene HLA-A1, A3 und A10 bei MS-Patienten erhöht gefunden und die Antigene HLA-A2 und A28 erniedrigt. Für die Antigene des B-Locus werden erhöhte Frequenzen für HLA-B7, B8 und B18 beschrieben und erniedrigt sind die Frequenzen für B12, B15, Bw17 und Bw40. Von den Antigenen des C-Locus scheint HLA-Cw2 bei MS-Patienten vermehrt gefunden zu werden. Von allen Antigenen der Loci A, B und C ist es das Antigen HLA-B7, das die höchste Assoziation zur Multiplen Sklerose aufweist. Aufgrund des Kopplungsungleichgewichtes zwischen HLA-A3 und B7 wird auch das Antigen HLA-A3 vermehrt bei MS-Patienten gefunden. Die Empfänglichkeit für MS ist jedoch nicht an einen besonderen HLA-B-Haplotyp gebunden. Das Risiko, an MS zu erkranken, ist bei Personen mit den Antigenen A3 und B7 um 50% höher als bei den Menschen, die diese Antigene nicht tragen [47, 239]. Nachdem die Typisierung des HLA-D-Locus mit Hilfe der „Mixed Lymphocyte Culture" (MLC) möglich geworden war, wurde eine MS-Assoziation zum HLA-Dw2 gefunden, die enger als die des HLA-B7 zur MS war [187, 239, 241]. 60% der dänischen MS-Patienten hatten HLA-Dw2, zu 15% wurde es in der Normalbevölkerung gefunden. Dies mit Homozygoten in der MLC bestimmte Antigen ist eng verwandt mit dem HLA-DR2, das serologisch als B-Zell-Membranantigen bestimmbar ist. HLA-DR2 wird bei MS-Patienten zwischen 80 und 90% gefunden [47, 187, 469]. Die HLA-Antigene A3, B7 und Dw2/DR2 bzw. der Haplotyp A3, B7, Dw2/DR2 kommt in der europäisch-kaukasischen Bevölkerung gehäuft vor. Unter schwarz-afrikanischen MS-Kranken ist das Dw2 zu 34% vertreten, bei den Schwarz-Amerikanern ohne MS wurde das Dw2 überhaupt nicht beobachtet [137]. Die enge Assoziation von HLA-A3 und B7 zur MS in der nordeuropäischen Bevölkerung konnte in anderen Populationen wie Italien [316], Jordanien [269] oder Japan [383] nicht bestätigt werden. In der israelischen Bevölkerung wurde eine Assoziation mit den derzeit bestimmbaren HLA-Antigenen der Loci A, B, C, D/DR nicht gefunden, so daß von einem bestimmten HLA-Antigen als MS-Suszeptibilitätsgen nicht gesprochen werden kann [64, 65].

Die Ergebnisse der Studien über die Krankheitsassoziation der MS zum HLA-Komplex führte zu dem Postulat eines MS-Suszeptibilitätsgens (MSS), das mit dem HLA-Genkomplex zusammenfällt oder ihm doch sehr nahe liegt [15]. Von diesem MSS-Gen wird angenommen, daß es sich in einem positiven Kopplungsungleichgewicht mit dem HLA-Komplex A3, B7, DR2 befindet. Die Existenz einer oder mehrerer MSS-Gene wird nicht zuletzt aufgrund der Befunde von Brautbar et al. [65] diskutiert [17, 506]. Vor allem aufgrund der Ergebnisse von Familienstudien der letzten Jahre werden mindestens 2 MSS-Gene angenommen, von denen eines dem HLA-Komplex assoziiert ist, das andere aber außerhalb liegt ohne daß es näher bestimmbar wäre [64, 193, 214, 464, 480, 519].

7.2 Andere genetische Polymorphismen

Bei der Untersuchung anderer genetischer Polymorphismen als das HLA-System fand das Komplementsystem besondere Berücksichtigung. Eine Korrelation des HLA zum Komplementsystem ist gesichert. Erniedrigte Komplementspiegel in Serum und Liquor werden zusammen mit dem Nachweis von Immunkomplexen als Anhalt dafür gewertet, daß es sich bei der MS um eine Autoimmunerkrankung handelt [277, 279, 467].

Neben der Verminderung der Komplementkomponenten C2 und C3 [34, 279] wurde eine mit HLA-B18 und Dw2 assoziierte C2-Hypokomplementämie beschrieben [52, 126, 489]. Eine an das HLA-A3 gebundene C3-Erniedrigung für MS-Patienten im Vergleich zu Kontrollen wurde von Caputo et al. [79] beobachtet.

Während überwiegend eine Verminderung der Faktoren des Komplementsystems bei MS-Patienten angegeben wird, verliefen Untersuchungen zu dem ebenfalls auf dem Chromosom 6 kodierten und an den HLA-Komplex assoziierten Properdinfaktor weniger eindeutig. Ein vermehrtes Vorkommen des Faktors B (Bf) S wurde von Stewart et al. [463] in der australischen Bevölkerung festgestellt. Fielder et al. [151] fanden bei MS-Patienten und Patienten mit Optikusneuritis eine verminderte Frequenz des Faktors Bf F. Sie nehmen an, daß das Bf-System als ein Indikator für die genetische Beeinflussung des Verlaufes einer Multiplen Sklerose angesehen werden kann. Bei der Untersuchung von 200 MS-Patienten im Vergleich zu normalen Kontrollpersonen wurde in der deutschen Bevölkerung kein Unterschied beim Vorkommen dieses Faktors beobachtet [53]. Von Cooper et al. [111] wird darauf hingewiesen, daß das Komplementsystem einen gewissen Einfluß auf die Virusneutralisation hat. Ein erniedrigter Komplementspiegel (C2) könnte daher sehr wohl Einfluß auf die Viruseliminierung haben und damit eine Viruspersistenz begünstigen.

Von Pandey et al. [365] wurde kürzlich berichtet, daß der Haplotyp Gm (1), (17), (21) des Gm-Systems bei MS-Patienten vermehrt vorkommt. Für Personen mit diesem Gm-Haplotyp errechneten sie ein erhöhtes Erkrankungsrisiko an MS. Die Autoren diskutieren ein weiteres MS-Suszeptibilitätsgen, das sich außerhalb der HLA-Region befindet.

7.3 HLA und Immunantwort

Die genetische Kontrolle der Immunantwort durch den Haupthistokompatibilitäts-komplex, wie sie bei Tierexperimenten nachgewiesen ist [43], scheint auch beim Menschen an diesen Komplex gebunden zu sein. Damit ist ein Einfluß des HLA-Systems auf die bei MS-Patienten gestörte Immunantwort nicht ausgeschlossen. Einen Hinweis auf die genetische Kontrolle der Virusantikörperbildung bei MS-Patienten kann man aus erhöhten Masern-Virus-Antikörpern erkennen, die bei MS-Patienten und ihren gesunden Angehörigen in höherer Konzentration gefunden werden als bei nichtverwandten Kontrollpersonen aus der gleichen Population [20, 67, 417]. Andere Untersucher sind der Frage nachgegangen, ob der erhöhte Masern-Virus-Antikörper bei MS als Epiphänomen aufzufassen ist oder einer genetischen Disposition zur vermehrten Bildung von Masern-Antikörpern entspricht. Die Literatur bietet auch hier kein einheitliches Bild. Jersild et al. [243] fanden erhöhte Masern-Virus-Antikörper bei MS-Patienten mit den HLA-Antigenen A3 und B7 im Vergleich zu solchen Patienten, denen diese beiden Antigene fehlen. Zu gleichen Ergebnissen kommen auch Eldridge et al. [140] und Visscher et al. [507].

Wir selbst konnten diese Korrelation zu dem Antigen HLA-A3 und B7 in einer umfassenden Studie von 941 MS-Patienten nicht bestätigen [49]. Auch Arnason et al. [27] konnten eine Differenz der Masernantikörper bei MS-Patienten in Abhängigkeit von HLA-A3, B7 nicht nachweisen, obwohl in ihrer Kontrollgruppe erhöhte Masern-Virus-Antikörper mit dem Vorkommen an HLA-A3 gekoppelt waren. Von Paty et al. [373] wird berichtet, daß erhöhte Masern-Virus-Antikörper in Abhängigkeit vom HLA-System nur bei männlichen MS-Patienten vorkommen. Auch bei Berücksichtigung weiterer HLA-Antigene, die bei MS-Patienten vermehrt (HLA-B8) oder vermindert (HLA-A2, B12) vorkommen, war eine Korrelation dieser Antigene mit erhöhten oder erniedrigten Masern-Antikörperwerten nicht zu beobachten [148, 521].

Untersuchungen in dieser Richtung unter Berücksichtigung des HLA-Antigens Dw̄2/DR2, das in einer noch engeren Assoziation als HLA-A3 und B7 zur MS steht und dem Immun-Response-Gen (IR-Gen) des Menschen näherkommt, haben den genetischen Einfluß auf die Masern-Virus-Antikörperbildung noch deutlicher erkennen lassen. MS-Patienten, die Träger von HLA-Dw̄2/DR2 sind, haben höhere Masern-Virus-Antikörpertiter als solche Patienten, denen dieses Antigen fehlt [234, 330, 373, 389]. Lediglich Haile et al. [194] fanden keine vom Haplotyp A3, B7, Dw̄2 abhängige Immunantwort gegen Masern-Virus-Antigen bei MS-Patienten.

Die mit HLA-Dw2/DR2 korrelierte humorale Immunreaktion ist bei MS-Patienten aber nicht nur gegen das Masern-Virus gerichtet. So werden von Poskanzer et al. [389] und Ilonen et al. [234] Dw2/DR2-abhängige erhöhte Virusantikörper auch gegen Rubella-Virus gefunden, während Antikörper gegen Enteroviren (Polio, ECHO, Coxsackie), Influenza A, Mumps, Staupe und Herpes-Viren (Varicella, EBV, Herpes simplex, Zytomegalie-Virus) einen solchen Einfluß des HLA-Systems nicht erkennen ließen. Eine Assoziation von HLA-A3, B7 mit erhöhten Virusantikörpern gegen Herpes simplex Typ I und II, wird von Lehrich und Arnason [283] berichtet. Visscher et al. [505], die CMV und Herpes I und II als Antigen verwendeten, konnten die Befunde nicht bestätigen.

Eine HLA-abhängige zelluläre Immunantwort scheint bei MS-Patienten vorzuliegen. Patienten mit dem Antigen HLA-DR2/Dw̄2 zeigten eine verminderte zelluläre Reagibilität. Paty et al. [373] berichten über Befunde nach Stimulation der Lymphozyten von MS-Patienten mit Concanavalin A. Bei Verwendung von Virusantigenen als Mitogen wird in Abhängigkeit von HLA-DR2/Dw̄2 überwiegend eine verminderte zelluläre Reagibilität erkennbar, ohne daß der spezifische Einfluß des Masern-Virus-Antigens oder anderer Virusantigene erkennbar wäre. Ilonen et al. [234] prüften die zelluläre Reagibilität im LTT sowohl mit Masern-Virus-Antigen als auch mit Herpes-, Mumps- und Rubella-Virus-Antigenen. Eine verminderte Stimulation war in allen Fällen in Abhängigkeit von HLA-DR2/Dw̄2 erkennbar. Walker et al. [511] verwendeten Masern, Mumps, Parainfluenza I, Herpes I und Polio I als Mitogen und fanden keinen Unterschied zwischen den Trägern des HLA-DR2 bei MS-Patienten und Kontrollpersonen. Bei MS-Patienten und gesunden Kontrollpersonen, die das Antigen HLA-DR2/Dw̄2 nicht tragen, war die Lymphoproliferation gemessen im Transformationsstest gesteigert.

Sowohl die humorale als auch die zelluläre Reagibilität scheint bei MS-Patienten einer Steuerung durch den HLA-Komplex zu unterliegen. Soweit es sich um Angehörige der kaukasischen Rasse handelt, hat HLA-Dw̄2/DR2 offensichtlich sowohl einen Einfluß auf die vermehrte Antikörperbildung gegen Virusantigene als auch auf die verminderte zelluläre Reagibilität gegenüber Virusantigenen als Mitogen. Während in Abhängigkeit vom HLA-System das Masern-Virus für die humorale Reagibilität eine besondere Stellung einnimmt, läßt sich anhand der vorliegenden Arbeiten eine besondere Präferenz des Masern-Virus bei der verminderten Lymphoproliferation vom MS-Patienten z. Zt. nicht eindeutig eruieren.

8 Verlauf der Multiplen Sklerose

8.1 Klinisch diagnostische Kriterien

Da die Multiple Sklerose bislang nicht als nosologische Einheit im Sinne der Infektionskrankheit zu definieren ist und auch kein anderes klinisches, labordiagnostisches und sonstiges MS-spezifisches Kriterium vorliegt, mit dem die Diagnose einer Multiplen Sklerose eindeutig zu sichern wäre, bleibt auch bei Wertung aller Daten, die sich im wesentlichen auf Symptomatologie, Krankheitsverlauf und Liquorbefund beziehen [153], immer noch eine gewisse diagnostische Unsicherheit. Damit aber die Beurteilung einer Multiplen Sklerose auf eine möglichst einheitliche Basis gestellt wird, hat das Schumacher-Komitee 1965 Richtlinien zur Bewertung der MS-Therapie ausgearbeitet, nach denen die Diagnose Multiple Sklerose bestätigt wird oder entsprechend den Kriterien als ausgeschlossen gelten kann. Die Anwendung der Schumacher-Kriterien ist sicher für die Therapie der MS hilfreich, bei epidemiologischen, immunologischen und virologischen Fragestellungen jedoch reicht eine solche Einteilung nicht aus.

Bereits McAlpine [11] hat daher 1972 Vorschläge zur Einordnung der MS als „sicher, wahrscheinlich und möglich" gemacht. Die IMAB-Enquete-Kommission der Internationalen Vereinigung der Multiplen Sklerose-Gesellschaften hat daher neue Vorschläge gemacht, die MS nach klinischen Kriterien zu diagnostizieren. Sie sind im einzelnen von Bauer [41] angegeben worden und unterscheiden vier Kriterien:

1. MS gesichert durch Autopsie,
2. klinisch sichere MS,
3. klinisch wahrscheinliche MS,
4. klinisch mögliche MS.

Einige Kriterien, die auch bei McAlpine [11] schon genannt sind, seien hier kurz erwähnt:

Sichere Zeichen einer klinischen MS sind typische Symptome, wie retrobulbäre Neuritis, Parästhesien, Paraplegie und das Auftreten von Schüben.

Als wahrscheinliche MS wird ein Krankheitsbild bezeichnet, bei dem in einem ersten Schub typische Zeichen einer MS auftreten, die im Laufe eines Jahres wieder zurückgehen und gar nicht mehr oder nur geringfügig nachweisbar bleiben.

Als möglich ist eine MS dann einzustufen, wenn neben den typischen Zeichen auch ungewöhnliche Symptome auftreten und wenn über den Verlauf der Erkrankung noch nichts ausgesagt werden kann.

Eine progrediente Paraplegie mit typischem Manifestationsalter der MS ohne Anzeichen eines schubförmigen Verlaufes wird nach Ausschluß anderer Ursachen ebenfalls als mögliche MS bezeichnet. Ferner werden Alter der Patienten, die Familienanamnese sowie der Liquorbefund berücksichtigt.

Die Einteilung macht jedoch die Definition weiterer Begriffe notwendig, die zur Beschreibung des Verlaufes einer Multiplen Sklerose herangezogen werden.

McAlpine [11] versteht unter dem Beginn der Erkrankung das Auftreten des ersten Symptoms oder Symptomenkomplexes, der meist nur kurze Zeit nachweisbar bleibt.

Unter Schub wird das Auftreten neuer Symptome zu irgendeiner Zeit nach dem Beginn der Erkrankung oder das Wiederauftreten früherer Symptome verstanden. Pathohistologisch ist der Schub Ausdruck einer frischen Läsion oder einer Reaktivierung bzw. Ausweitung einer alten Läsion.

Das Wiederauftreten eines alten Symptoms oder die Verstärkung eines bereits bestehenden, für eine kurze Zeit (Minuten, Stunden, einige Tage), wird als temporäre Exazerbation verstanden.

Die Remission ist das partielle oder komplette Verschwinden eines Symptoms oder Symptomenkomplexes.

Unter der stationären (latenten) Phase wird das Intervall zwischen Beginn und erstem Schub oder zwischen Schüben angesehen.

Eine möglichst eindeutige und auf identischen Kriterien aufgebaute Diagnostik im Bereich der Multiplen Sklerose ist schon deshalb von Bedeutung, weil in einem hohen Prozentsatz Erkrankungen anderer Genese unter dem Begriff „Multiple Sklerose" geführt werden [153].

8.2 Verlaufsformen der Multiplen Sklerose

Bei der Interpretation unserer virusserologischen Ergebnisse haben die Verlaufsformen bei den einzelnen Patienten eine besondere Stellung eingenommen. Die klassische Einteilung stammt bereits von Charcot 1872 [93] und beinhaltet schubförmige und primär chronisch progrediente Verlaufsformen. Bei dieser Einteilung muß berücksichtigt werden, daß der primär als schubförmig eingestufte Verlauf später chronisch progredient werden kann. Der Anteil der Patienten mit primär chronisch progredientem Verlauf liegt bei etwa 20%. Die mittlere Erkrankungsdauer bei rein schubförmiger Erkrankung liegt bei 5,8 Jahren, schubförmig und später progrediente Formen zeigen Verläufe von im Mittel 18,7 Jahren [153].

In einer Langzeitstudie beobachtete McAlpine [11] MS-Patienten 10 Jahre lang und gab danach weitere Variationen der Verlaufsformen an. Neben vier schubförmigen Verlaufsformen, die alle nach unterschiedlichen Zeiten in eine kontinuierliche Progredienz münden, zeigte McAlpine [11] auch gutartige Verlaufsformen auf, bei der die Patienten nach einem oder mehreren Schüben entweder keine oder nur eine geringgradige Beeinträchtigung erfahren hatten. Der Prozentsatz solcher benignen Formen wird bei einer mittleren Krankheitsdauer von 22 Jahren mit 20% angegeben. Nach dem pathohistologischen Untersuchungsgut von Georgi [168], das sich auf über 15000 Autopsien stützt, war nur bei etwa 70% die Diagnose Multiple Sklerose zu Lebzeiten der Patienten gestellt worden. 6% waren falsch diagnostiziert und bei 18% waren niemals Zeichen einer Multiplen Sklerose beobachtet worden.

Eine weitere Langzeitstudie wurde an 73 Patienten von Fog und Linnemann [155] durchgeführt. Sie fanden, daß sich die Anzahl der Schübe umgekehrt proportional zur Progredienz der Erkrankung verhielt. Ferner ließen sich 90% der Verlaufsformen in Abhängigkeit von der Progredienz mathematischen Gesetzmäßigkeiten zuordnen. In 50% verlief die Progredienz linear, in 25% exponentiell und in 15% parabelförmig. 10% der beobachteten Verlaufsformen ließen sich diesen mathematischen Gesetzmäßigkeiten nicht zuordnen.

Nach Fog und Linnemann [155] läßt sich der Verlauf einer Multiplen Sklerose im wesentlichen in drei Phasen einteilen. Nach einer Latenzphase folgt eine schubförmige und schließlich eine progrediente Phase. Die drei Phasen folgen in der Regel aufeinander und haben alle ihre eigenen biologischen Gesetzmäßigkeiten. Unter der Voraussetzung, daß sie sich zeitlich überschneiden oder auch völlig fehlen können, lassen sich in dieses Modell alle die von McAlpine [11] beschriebenen Variationen des Verlaufs einer Multiplen Sklerose einordnen. Das Auftreten einer Progredienz zeigt immer den Beginn der letzten Phase der Multiplen Sklerose an. Es ist in der Regel als prognostisch ungünstig zu bezeichnen.

8.3 Verlaufsform und immungenetische Steuerung

Das Auftreten von vermehrtem IgG und die Änderung des Verhaltens von T-Helfer- zu T-Suppressor-Zellen, die während eines Schubes beobachtet werden, sind Begleitphänomene, deren Ursachen bisher unbekannt sind. Das oligoklonale IgG erfährt im Verlaufe eines Schubes keine Änderung [359]. Eine hohe IgG-Konzentration im Liquor und eine lokale Bildung von oligoklonalem IgG im ZNS fällt jedoch häufig mit einem malignen Verlauf der Erkrankung zusammen, der sich nach frühem Beginn der Erkrankung und kurzem Verlauf durch eine schwere Störung der neurologischen Funktionen auszeichnet [360]. Eine besonders hohe Konzentration von Masernantikörpern scheint bei Patienten vorzukommen, deren Erkrankung früh beginnt [348].

In der Longitudinalstudie über einen Zeitraum von 6 Monaten bis 4 Jahren konnte Norrby [348] eine Änderung der Antikörperkonzentration nicht feststellen, auch nicht während eines Schubes oder einer Exazerbation. Andere Autoren betonen ebenfalls, daß das Muster des oligoklonalen IgG und die Virusantikörperkonzentration in Serum und Liquor weder im Schub noch in der Remission wesentliche Änderungen erfährt [394, 397, 496].

Untersuchungen von Symington et al. [451] zur Kontrolle der zellulären Reagibilität im Lymphozytentransformationstest (LTT) mit Masern-, Vaccinia- und Parainfluenza-I-Virusantigenen erbrachten keine Differenzen zwischen MS-Patienten und Kontrollpersonen. In Abhängigkeit von der Schwere der Erkrankungen wurde jedoch eine verminderte Reaktion im LTT gegenüber Masern- und Vacciniaantigenen bei solchen Patienten gefunden, die klinisch unter schweren Störungen der neurologischen Funktionen und einem raschen Fortschreiten der Erkrankung zu leiden hatten. Mit Parainfluenza-I-Antigen war eine Differenz zwischen diesen beiden Patientengruppen nicht feststellbar. Von Walker et al. [511], die Antigene des Masern-, Mumps-, Herpes- und Parainfluenza-I-Virus und auch des Polio-I-Virus im

LTT verwendet haben, wurde eine Differenz in der zellulären Reagibilität zwischen beiden Verlaufsformen der MS nicht bestätigt.

Von Jersild et al. [241] wurde 1973 darauf hingewiesen, daß der Verlauf der Erkrankung auch unter dem Einfluß des HLA-Systems steht. Ein rasch progredienter Verlauf ist an den HLA-Komplex HLA-A3, B7 bzw. HLA-A3, B7, Dw2/DR2 gebunden [141, 239, 330, 394, 511]. Von Engell et al. [141] wird ebenfalls eine schnelle Progression der MS, gekoppelt an das Antigen HLA-DR2, beschrieben. Die Autoren sehen darüber hinaus das Vorkommen von HLA-DR3 als eine mögliche Protektion gegen eine rasch progrediente und maligne Form der MS an.

Madigand et al. [303] kamen jedoch zu anderen Resultaten. Sie fanden eine signifikante Assoziation von HLA-A1, B8, DR3 mit einer rasch progredienten Verlaufsform im Vergleich zu solchen Patienten, deren Krankheit schubförmig verlief. Bei Patienten mit remittierendem Verlauf war das Antigen HLA-DR2 signifikant häufiger zu finden. Ein protektiver Effekt wurde von den Autoren nicht für HLA-DR3, sondern für HLA-B35, DR1 oder HLA-B12 und DR7 beschrieben. Während eines fünfjährigen Zeitraumes beobachteten sie Patienten unter Azathioprin-Therapie und registrierten die Progression der Erkrankung. Ein Fortschreiten der Erkrankung wurde signifikant häufiger bei solchen MS-Patienten gefunden, die die HLA-Kombination HLA-A1, B8 und DR3 hat. DR2-positive Patienten zeigten unter dem Einfluß von Azathioprin weniger progrediente Verlaufsformen. Die Autoren folgern aus ihren Beobachtungen, daß zwei Formen der MS existieren, die durch unterschiedliche Haplotypen im HLA-System gesteuert werden. Auch Fielder et al. [151] glauben an eine unterschiedliche genetische Steuerung, die sie jedoch einmal auf die Suszeptibilität und zum anderen auf den Verlauf der Erkrankung beziehen.

Zusammenfassend kann festgehalten werden, daß offenbar auch die Verlaufsformen der Multiplen Sklerose unter dem Einfluß genetischer Faktoren stehen. Aber auch hier muß bezweifelt werden, daß das genetische Korrelat zur Verlaufsform mit den bisher bestimmbaren HLA-Markern identisch ist.

9 Eigene Untersuchungen

Das Ziel dieser Arbeit ist es, an einer hinsichtlich Krankheitsdauer, Verlauf und Zeitdauer der Erkrankung definierten Probandengruppe von MS-Patienten und Kontrollpersonen die humoralen Immunreaktionen gegen solche viralen Krankheitserreger zu bestimmen, die bislang in einem ätiologischen oder epidemiologischen Zusammenhang mit der MS gebracht worden sind. Insgesamt wurden die Serum- und teilweise auch die Liquorantikörper gegen 21 verschiedene Virusarten bestimmt. Dabei wurden dem Masern-Virus und dem Parainfluenza-I-Virus besondere Aufmerksamkeit zugewandt.

Folgende Untersuchungsgruppen standen uns zur Verfügung:

a) MS-Patienten, die hinsichtlich Krankheitsform, Verlauf und Zeit der Erkrankung zuverlässig charakterisiert waren;
b) neurologisch kranke Kontrollpersonen, die keine Multiple Sklerose hatten;
c) klinisch gesunde Probanden.

Der spezifische Virusantikörpernachweis wird ergänzt durch die quantitative Bestimmung der Immunglobuline G und M im Serum der Probanden.

Ein besonderer Schwerpunkt der Arbeit ist die Antikörperbestimmung gegen Untereinheiten des Masern- und Parainfluenza-I-Virus an ausgewählten Probandengruppen. Neben verlaufsanalytischen Fragestellungen sind wir bei diesen Untersuchungen auch dem Problem der Relation der Virusantikörperkonzentration in Serum und Liquor nachgegangen, um ggf. Aussagen zur lokalen intrathekalen Antikörperbildung machen zu können. Die Antikörperbefunde gegen die Untereinheiten des Masern- und Parainfluenza-Virus wurden abschließend zu dem Histokompatibilitätsantigenmuster im HLA-A- und HLA-B-Bereich in Beziehung gesetzt.

9.1 Definition und Abkürzungen

MS	Multiple Sklerose
AK	Antikörper
Ag	Antigen
C'	Komplement
KBR	Komplementbindungsreaktion
HHT	Hämagglutinationshemmungstest
HLI	Hämolysininhibitionstest
NIT	Neuraminidaseinhibitionstest
NT	Neutralisationstest

HA	Hämagglutinin
NP	Nukleoprotein
HL	Hämolysin
$C'H_{50}$	Menge an Komplement, bei der 50% der im Ansatz vorhandenen Zellen lysiert werden
O.D.	photometrisch ermittelte Extinktion
HE	hämagglutinierende Einheit
BSA	Bovine Serum Albumin

9.2 Serologische Teste

9.2.1 Komplementbindungsreaktion (KBR)

Die Einstellung der Reagenzien sowie die Durchführung des Testes ist an anderer Stelle ausführlich beschrieben [217, 275, 317].

Als komplementbindendes (Kb.) Antigen von Adeno-, Masern-, Parainfluenza I-, LCM- und Tollwut-Virus wurden eigene Präparate verwendet [215, 275].

Kb. Antigene von Herpes simplex, Varicella, Zytomegalie, Parainfluenza II, Mumps, RS und FSME waren kommerzielle Produkte.

9.2.2 Hämagglutinationshemmungstest (HHT)

Der HHT mit Röteln-, Parainfluenza I–III-, Mumps-, Influenza A- und B- sowie Masern-Virus wurde nach üblichen Verfahren unter Verwendung kommerzieller Virusantigene durchgeführt [92, 146, 213, 345, 383, 461].

9.2.3 Neutralisationstest (NT)

9.2.3.1 Polio-Virus-NT

Der Neutralisationstest mit Polio-Virus wurde auf HeLa-Zellen in üblicher Weise ausgeführt [215], beim Testansatz kamen die Virusstämme Polio I (Mahoney), Typ II (Lansing) und Typ III (Saukett) zum Einsatz.

9.2.3.2 Polio-Enhancement-NT

Der Polio-Enhancement-Neutralisationstest mit Polio-Virus Typ I entsprach den Angaben von Norrby et al. [351] und Albano et al. [8].

9.2.3.3 Masern-NT

Der Masern-NT wurde mit dem Stamm 1677 (Dr. Enders) auf Verozellen, der Parainfluenza-I-NT auf Affennierenzellen [440, 524] ausgeführt.

Neutralisationsteste mit Herpes-Virus wurden in üblicher Weise und komplementabhängig eingesetzt. Für den Tollwut-Neutralisationstest wandten wir die intrazerebrale Inokulation bei der Maus an [29].

9.2.4 Epstein-Barr-Virus-Antikörper

Der Nachweis von Epstein-Barr-Virus-Antikörper erfolgte in der Immunfluoreszenz [210].

9.2.5 Parainfluenza-I-Neuraminidaseinhibitionstest

Die Parainfluenza-I-Neuraminidaseinhibition entsprach früheren Publikationen [435, 479].

9.2.6 Hämolysine

Gewinnung und Einstellung der Hämolysine entsprachen den Angaben von Saburi und Matsumoto [412] sowie Norrby und Gollmar [353]. Sie sind an anderer Stelle ausführlich beschrieben [215].

9.2.7 HLA-Antigenbestimmung

9.2.7.1 Seren

Für die Untersuchung der Korrelation von HLA-Antigen zu Virusantikörpertitern wurde bei 110 MS-Patienten der MS-Klinik Hachen und bei 85 in Alter und Geschlecht entsprechenden Blutspendern der Blutbank Essen (Dr. Luboldt) die HLA-Antigenfrequenzen bestimmt [50]. Bei der Auswertung fanden die in Tabelle 5 angegebenen Antigene besondere Berücksichtigung, für die signifikante Differenzen der Häufigkeit zwischen MS-Patienten und Kontrollpersonen ermittelt wurden.

9.2.7.2 HLA-Antigenbestimmung

Die Bestimmung der HLA-Antigene wurde im Lymphozytotoxizitätstest nach Kissmeyer-Nielsen und Kjerbye [259] ausgeführt.

Tabelle 5. Verteilung von HLA-Antigenen bei 110 MS-Patienten und 75 Kontrollpersonen (Blutspendern)

Antigen	MS-Patienten ($n = 10$)		Kontrollen ($n = 75$)	
	Anzahl	%	Anzahl	%
HLA-A3	28	25,2	15	20,0
HLA-B7	37	32,4	20	26,6
HLA-A3, B7	18	16,2	7	9,3
HLA-B18	15	13,5	10	13,3
HLA-Bw35	20	18,0	13	17,3
HLA-A2	46	41,4	46	61,3
HLA-B12	13	11,7	18	24,0
HLA-Bw15	12	10,8	16	21,3
HLA-A2, B12	10	9,1	12	16,0

9.3 Proteinbestimmungen

Für die Proteinbestimmungen wurden Verfahren wie Folin-Ciocalteau-Reaktion in der Modifikation nach Lowry [296], die Biuret-Methode sowie die Absorptionsmessungen bei 280 und 210 nm angewandt. Die Bestimmung der Immunglobuline erfolgte in der radialen Immundiffusion nach Mancini et al. [304].

9.4 Präparation von Untereinheiten des Masern- und Parainfluenza-I-Virus

9.4.1 Masern-Virus

9.4.1.1 Komplementbindendes Gesamtvirion-Antigen

Das in der Ultrazentrifuge um den Faktor 100 konzentrierte Masern-Virus (Edmonston-Stamm, Dr. Enders) wurde über einen Sucrosegradienten (15–65% w/w) weiter gereinigt. Zentrifugation im Rotor SW 40, Fa. Beckmann, bei +4°C, 30000 UpM für 20 Std.

Die Fraktionen mit komplementbindender Aktivität wurden gesammelt und als Gesamtvirionantigen verwendet (Abb. 1 u. 2).

9.4.1.2 Nukleoprotein

Bei der Präparation des Nukleoprotein folgten wir den Angaben von Norrby und Hammarskjöld [349]. Abweichend von der von diesen Autoren angegebenen

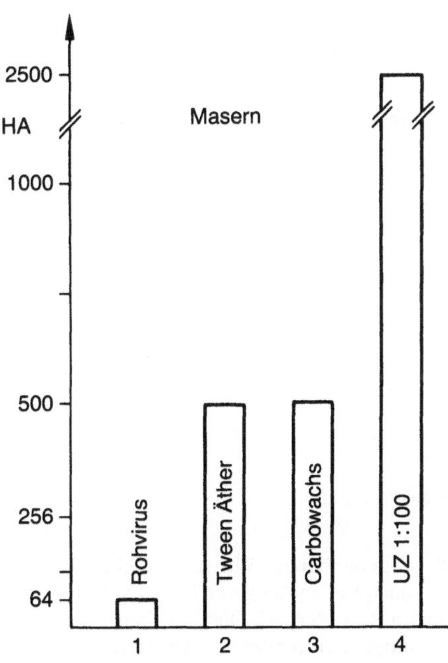

Abb. 1. Konzentration von Masern-Virus. Angabe des Hämagglutinintiters (HA) in reziproken Werten. *1* Rohvirus aus Gewebekultur mit Überstand; *2* Überstand nach Tween-Äther-Spaltung; *3* Einengung des Rohvirus durch forcierte Dialyse mit Carbowachs (Polyaethylenglykol Typ 6000) um den Faktor 10; *4* Pelletzentrifugation des Überstandes in der Ultrazentrifuge, 45 Min. bei 45000 g. Aufnahme des Pellet in 1/100 des Ausgangsvolumens

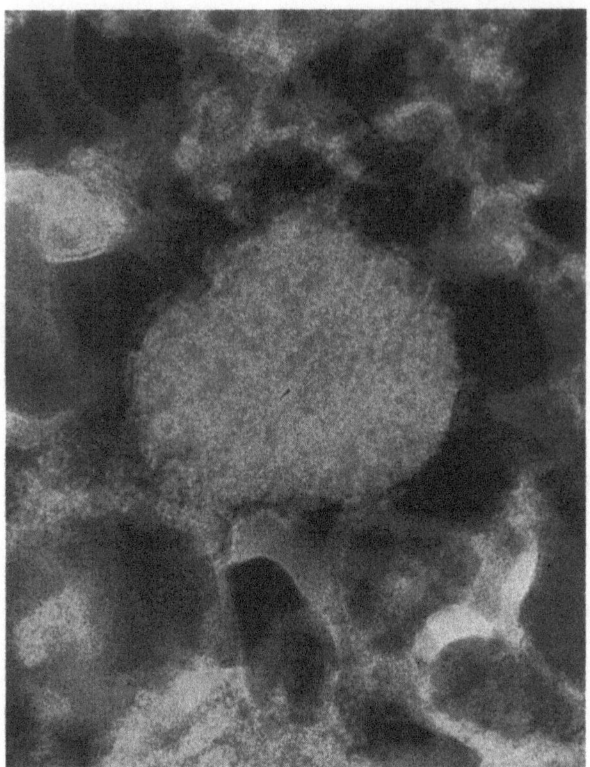

Abb. 2. Negativkontrastdarstellung
eines Paramyxovirus (Masern-
Virus) mit Phosphorwolframsäure
im Elektronenmikroskop
(1:180000)

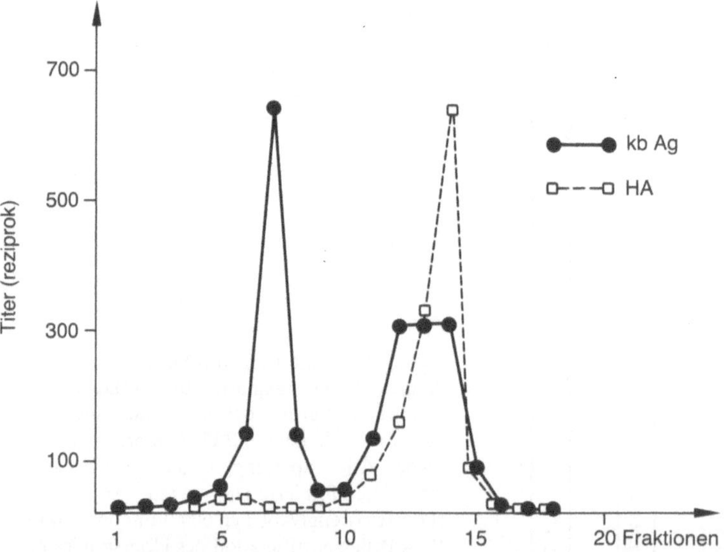

Abb. 3. Verteilung der biologischen Aktivitäten der zellgebundenen Virusuntereinheiten des
Masern-Virus im linearen Saccharosegradienten (15–65%) nach Behandlung mit Triton X-100 (Endkonzentration 1%). Zentrifugation 20 Std. bei 30000 Upm im Rotor SW 40. Die Fraktionen *6–8* enthalten das Nukleoprotein. (*HA*, Hämagglutinin; *kb. Ag*, komplementbindendes Antigen)

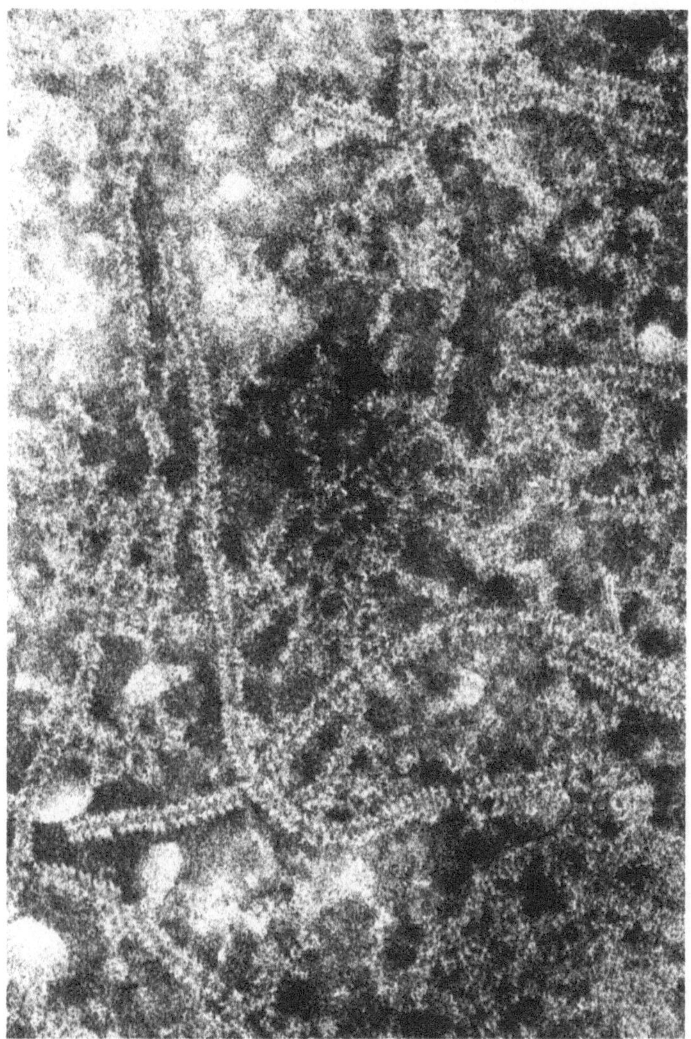

Abb. 4. Negativkontrastdarstellung des Masern-Virus-Nukleoprotein im Elektronenmikroskop
(1:200000). Saccharosegradient, Fraktion 7

Methode behandelten wir die Masern-Virus-infizierten Zellen mit Ultraschall. Die
Endkonzentration des Triton-X-100 betrug bei uns 1%. Nach ratenzonaler Zentri-
fugation fand sich das Nukleoprotein in den Fraktionen 6–8 des abgenommenen
Gradienten (Abb. 3 u. 4). Die Präparation des Masern-Virus-Nukleoprotein für das
UV-Absorptionsspektrum geschah nach der Methode von Hall und Martin [198]
(Abb. 5). Die sichtbare Bande nach isophyknischer Dichtegradientenzentrifugation
in CsCL hatte eine Dichte von 1,3 g/ml (Quotient $E260/E280 = 0,891$) (Abb. 5).

Die mit dem Masernnukleoprotein hergestellten Immunseren an Kaninchen
waren frei von hämagglutinationshemmenden ($<1:8$) und komplementbindenden
Envelopeantikörpern ($<1:10$).

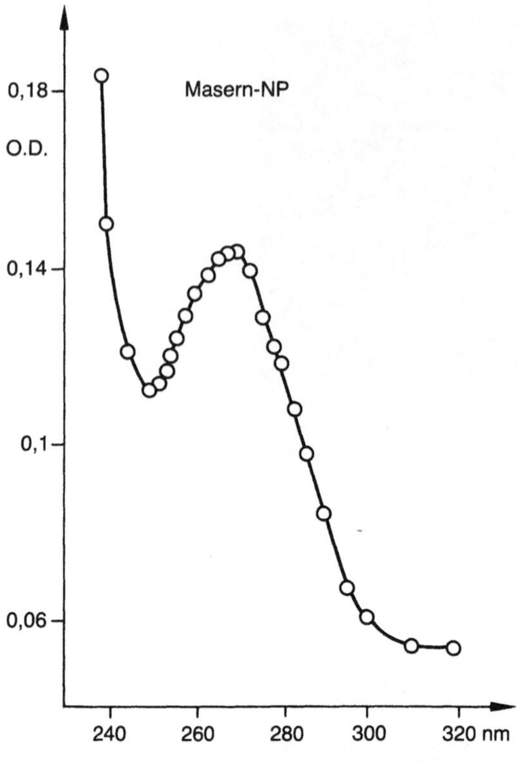

Abb. 5. UV-Absorptionsspektrum des Masern-Virus-Nukleoprotein gemessen im Zeiss PM Q II-Spektralfotometer. *Ordinate,* Extinktion; *Abszisse,* Wellenlänge

9.4.1.3 Envelopeantigen

9.4.1.3.1 Hämagglutinine. Kleines und großes natives Hämagglutinin sowie ein Hämagglutinin nach Tween-80-Ätherspaltung wurden nach den von Norrby [344, 346] angegebenen Methoden gewonnen (vgl. Abb. 1).

9.4.1.3.2 Komplementbindendes Envelopeantigen. Die Fraktionen der linearen Saccharosegradienten, die eine Sedimentationskonstante aufwiesen, wurden über einen weiteren Saccharosegradienten (5–25% w/w, Rotor SW 27, 40 Stunden bei 20000 UpM) gereinigt. Die näherungsweise Bestimmung der Sedimentationskonstanten mit Hilfe eines Humanserums als Referenz (7 S und 19 S Immunglobuline) erbrachte einen Wert von 11 S. Die Prüfung der Fraktionen auf Vorhandensein von Nukleoprotein mit Hilfe eines Referenz-Nukleoproteinhyperimmunserums verlief negativ.

9.4.2 Parainfluenza-I-Virus

9.4.2.1 Gesamtvirionantigen

Das durch Ultrazentrifugation (Rotor 60 Ti, Fa. Beckmann, 24000 Up 45 Minuten) um den Faktor 100 eingeengte Parainfluenza-I-Virus wurde in Citratpuffer (8,5 g NaCl 1,47 g Natriumcitrat-2-Hydrat) aufgenommen.

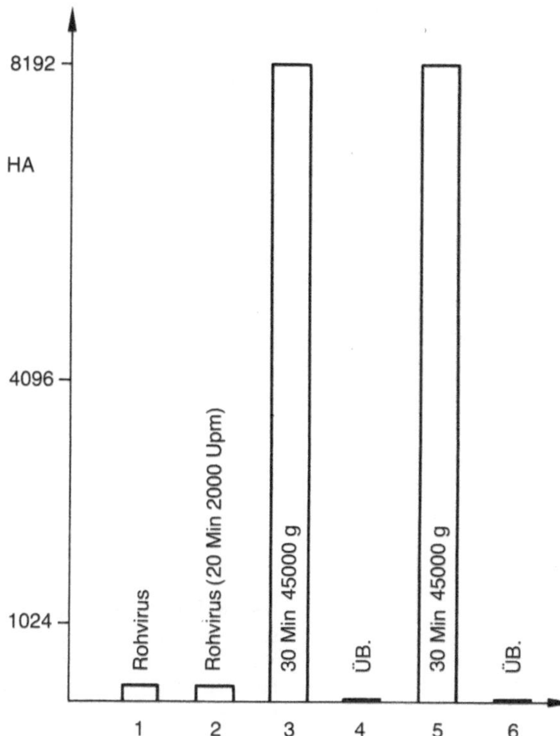

Abb. 6. Konzentration und Reinigung des Parainfluenza-I (Sendai)-Virus durch Differentialzentrifugation. *HA,* Hämagglutination. *1* Rohvirus als infektiöses Allantoisflüssigkeit; *2* Überstand nach „Low speed"-Zentrifugation; *3* in PBS aufgenommenes Pellet nach 30 Minuten im Rotor 42. Einengungsfaktor 1:100; *4* Überstand nach erster Ultrazentrifugation (*3*); *5* Pellet nach zweiter Ultrazentrifugation für 30 Minuten im Rotor 60 Ti; *6* Überstand nach zweiter Ultrazentrifugation

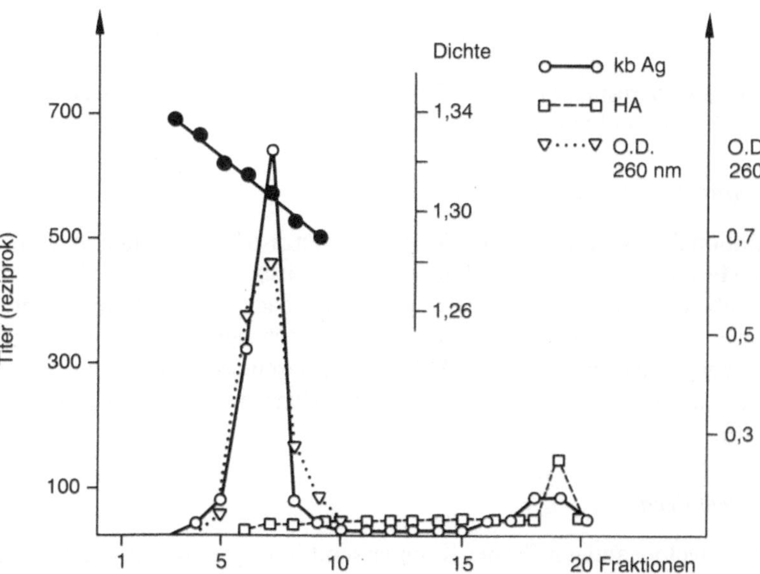

Abb. 7. Isopyknische CsCl-Dichtegradientenzentrifugation des Nukleoproteins (zweiter Lauf) nach Tween-20-Alkalispaltung des Parainfluenza-I (Sendai)-Virus. Zentrifugation 20 Std. bei 38000 Upm im Rotor 50 Ti

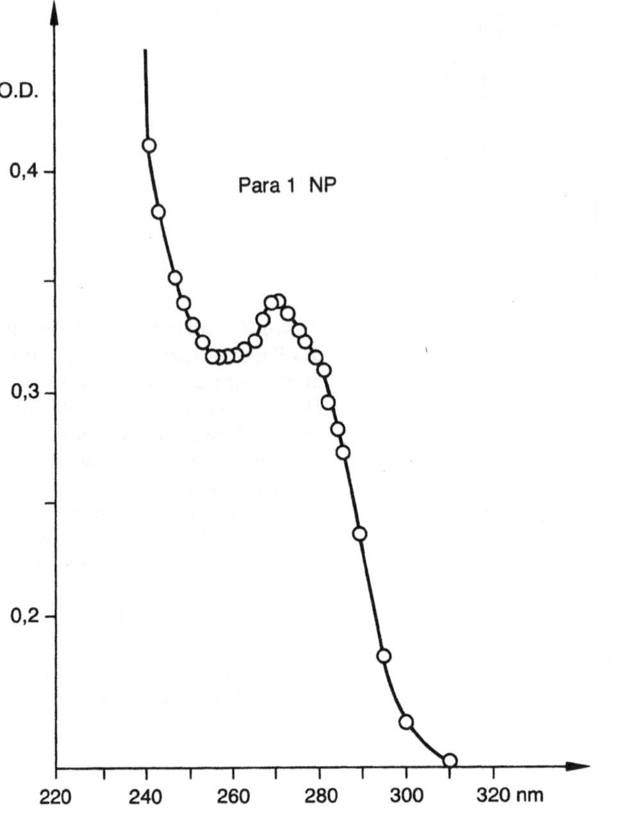

Abb. 8. UV-Absorptionsspektrum von Parainfluenza-I-Virus-Nukleoprotein gemessen im Zeiss PM Q II-Spektralfotometer. *Ordinate,* Extinktion; *Abszisse,* Wellenlänge

Das konzentrierte Viruspräparat diente als komplementbindendes Gesamtvirionantigen, Hämagglutinin und Hämolysin.

9.4.2.2 Nukleoprotein

Für die Präparation des Nukleoproteins von Parainfluenza-I-Virus wendeten wir die Methode von Hosaka [222] an. Das konzentrierte Virus (Abb. 6) wurde durch Tween-20-Alkalibehandlung desintegriert. Die Dichte nach isopyknischer Dichtegradientenzentrifugation in CsCL von 1,31 g/ml entsprach dem von Hosaka angegebenen Wert von 1,308 g/ml (Abb. 7–9). Das mit diesem Nukleoprotein hergestellte Antiserum am Kaninchen war frei von hämagglutinationshemmenden Antikörpern (< 1:10).

9.4.2.3 Envelopeantigen

Ein gereinigtes Envelopeantigen für die Komplementbindungsreaktion wurde nach der Methode von Hosaka [223] hergestellt. Das Tween-20-Äther gespaltene Präparat wurde nach Konzentrierung (40 Minuten bei 40000 UpM, Rotor 50 Ti), wie unter 1.4.1 beschrieben, gereinigt.

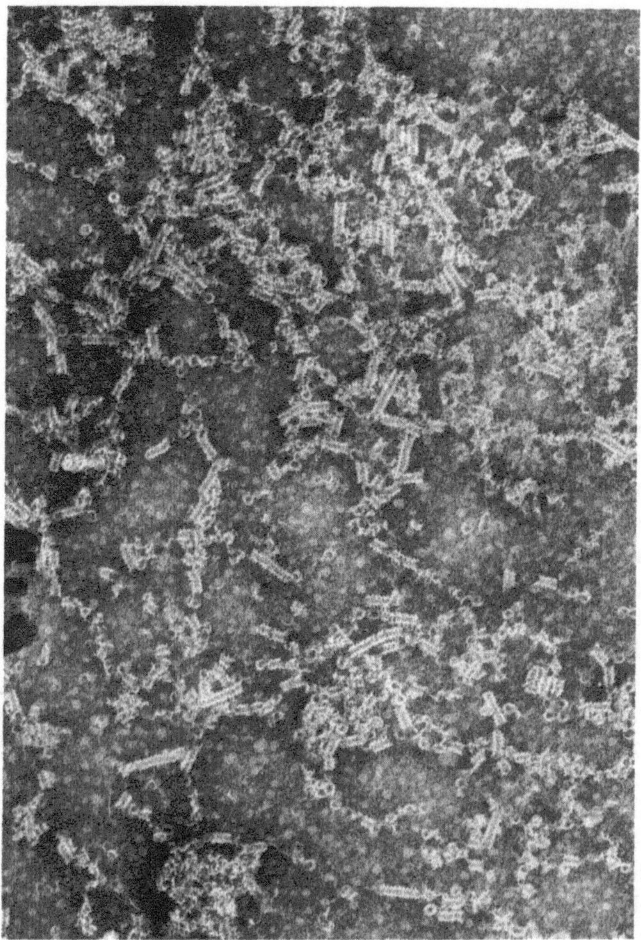

Abb. 9. Negativkontrastdarstellung (Phosphorwolframsäure) des Parainfluenza-I(Sendai)-Nukleo-
protein im Elektronenmikroskop (1:100000)

9.5 Biostatistik

Die biostatistische Auswertung erfolgte mit einer Computeranlage der Firma Wang
mit Programmen von Dr. Thraenhart, Essen.

Für die Signifikanzprüfung wurde sowohl der t-Test nach Student sowie die Informationsstatistik nach Kullback und Leibler [268] angewandt. Bei der weitergehen-
den Frage hinsichtlich des Vergleichs der Titerverteilung aller Probanden unter Ein-
schluß der Negativreagenten wurden die Antikörperprofile mit der verteilungsfreien
Informationsstatistik nach Kullback und Leibler [413] in der von KU vorgeschlage-
nen Korrektur bei unbesetzten Feldern ausgewertet. Als signifikant wurden die
Werte $p < 0{,}05$ bzw. $p < 0{,}01$ bewertet.

9.6 Probanden

Für die serologische Auswertung standen uns insgesamt Seren von 1275 Probanden zur Verfügung. Je nach Fragestellung der Untersuchungsserie wurden sie in verschiedene Gruppen eingeteilt:

Gruppe 1

Die Seren von 787 Probanden wurden auf ihren Antikörpergehalt gegen 27 Virusantigene von 21 verschiedenen Virusarten getestet. Es handelt sich um Seren von 312 MS-Patienten (173 Frauen, 139 Männer), 368 gesunden Personen (174 Frauen, 194 Männer) und 107 neurologisch kranken Personen (31 Frauen, 76 Männer).

Die Patienten mit Multipler Sklerose wurden eingehend anamnestisch und klinisch von uns während eines einjährigen Aufenthaltes in der Multiple-Sklerose-Klinik, Hachen, befragt bzw. untersucht. Bei der klinischen Untersuchung wurde das Einteilungsschema von McAlpine in einer Modifikation nach Fog (persönliche Mitteilung 1972) verwendet. Nur solche Patienten wurden in die Studie aufgenommen, deren MS-Erkrankung nach McAlpine als „sicher" angesehen werden konnte. Alle Patienten waren vorher mindestens von 2 Neurologen unabhängig voneinander untersucht und diagnostisch beurteilt worden.

Die Gruppe der gesunden Personen umfaßte Blutspender (138 Personen), Teilnehmer an Impfversuchen (74 Probanden) und Unfallverletzte (156 Personen). Immunglobulin- und Antikörperwerte (Titerverteilung) dieser 3 Untergruppen gesunder Kontrollpersonen waren nicht signifikant voneinander verschieden. MS-Patienten und gesunde Personen waren hinsichtlich ihrer geografischen Herkunft, ihres Lebensalters und ihres Geschlechts nahezu gleich verteilt. Alle Patienten kamen aus dem nordwestdeutschen Raum (Geburtsort und Erkrankungsort) und zu 75% aus dem Lande Nordrhein-Westfalen. Die Untersuchungsgruppen waren also ethnologisch und auch epidemiologisch einheitlich, wobei allerdings eine Unterteilung nach Stadt- und Landbevölkerung nicht vorgenommen worden war.

Die Kontrollgruppe der neurologisch kranken Patienten bestand aus Personen mit degenerativen und anderen nicht entzündlichen Erkrankungen des ZNS. Diese Patienten waren in der neurologischen Klinik des Klinikum Essen sowie in der MS-Klinik Hachen behandelt worden. Die Einteilung der Patienten nach der Pathogenese (Tabelle 6) erfolgte nach einem Vorschlag von Bauer, Göttingen.

Gruppe 2

Von 303 Probanden standen uns Serum- und Liquorproben zur Verfügung. Beide Proben waren zum gleichen Zeitpunkt gewonnen worden. Wir erhielten sie im Verlauf von 2 Jahren aus den neurologischen Kliniken Göttingen und Essen[1].

143 Patienten dieser Gruppe waren an MS erkrankt. Bei 46% der MS-Patienten bestand die Erkrankung 2 Jahre, bei 30% lag der Erkrankungsbeginn um mehr als 5 Jahre zurück. 83% der Patienten zeigten einen schubförmigen und 17% einen primär chronisch-progredienten Verlauf der Erkrankung.

---

1 Herrn Prof. Dr. Bauer und Herrn Prof. Dr. Lehmann sowie ihren Mitarbeitern Dr. Dahlmann, Dr. Meyer und Dr. Heuser danken wir für die Überlassung der Serum- und Liquorproben

Tabelle 6. Einteilung von 106 neurologisch kranken Patienten ohne Multiple Sklerose nach der Pathogenese ihrer Erkrankung. Die Beurteilung wurde nach einem Vorschlag von Prof. Dr. H. Bauer, Göttingen, vorgenommen

Pathogenese	Anzahl	%
Degenerativ	60	56,6
Vaskulär	21	19,8
Psychisch	11	10,3
Neoplastisch	8	7,5
Entzündlich[a]	3	2,8
Metabolisch (Diabetes mellitus)	3	2,8
Gesamtzahl	106	

[a] Nach Abklingen der akuten Befunde bei normalem Liquorbefund

160 Patienten wiesen andere neurologische oder psychiatrische Erkrankungen auf. Es handelte sich hierbei um eine Gruppe randomisierter Kontrollpersonen. Die Pathogenese ihrer Erkrankung war wie folgt charakterisiert: 14% entzündlich, 15% neoplastisch, 20% traumatisch, 18% vaskulär, 5% degenerativ, andere 11%, ungeklärt 16%.

Da bei einem Teil der neurologisch kranken Kontrollpersonen ein pathologischer Liquorbefund vorlag, haben wir in Anlehnung an einen Vorschlag von Norrbby et al. [351] unter Berücksichtigung des Gehaltes an Gesamteiweiß und IgG im Liquor zwei Gruppen gebildet.

Die Kontrollgruppe A umfaßte 108 Patienten mit einem Liquorproteingehalt $\leqq 50\,$mg%. Der Anteil an IgG am Gesamtprotein war $\leqq 15\,$%. Patienten, die diesen Kriterien entsprachen, wurden als „Liquor-Gesunde" Probanden bezeichnet.

In der Kontrollgruppe B (40 Probanden) betrug der Eiweißgehalt $> 50\,$mg% $< 120\,$mg% und/oder der IgG-Anteil > 15% vom Gesamtprotein. Diese Gruppe haben wir als „Liquor-Kranke" Kontrollpersonen angesehen. Patienten mit Liquoreiweißwerten von $> 120\,$mg% wurden von allen Auswertungen ausgeschlossen.

Gruppe 3

Von 53 Patienten der Hachener Klinik konnten wir Serumproben zu Beginn, nach 21 Tagen und am Ende eines ca. 7wöchigen Klinikaufenthaltes gewinnen. 12 der Patienten waren im akuten Schub, 28 hatten ihren letzten Schub vor mehr als 6 Monaten gehabt und 13 befanden sich im chronisch-progredienten Stadium ihrer Erkrankung.

Von 6 gesunden Personen unseres Institutes wurden 4 Serumproben in wöchentlichem Abstand entnommen. Die Untersuchung dieser Seren auf ihren Gehalt an Immunglobulin G und M diente der Bestimmung des individuellen biologischen Fehlers bei der Messung von Immunglobulinen.

Gruppe 4

Die Bestimmung der HLA-Antigene und ihrer Korrelation zu Paramyxovirus-Antikörpern im Serum wurde bei 110 MS-Patienten und 75 Kontrollen (Blutspender) durchgeführt. Die Probanden entsprachen sich nach Alter und Geschlecht. Die Häufigkeitsverteilung der HLA-Antigene entsprach den von Bertrams [46] an 1000 MS-Patienten und 1000 Kontrollen erhobenen Befunden (Tabelle 5, s. o.).

9.7 Ergebnisse

9.7.1 Serumantikörper

9.7.1.1 Antikörpernachweis unter Verwendung von Gesamtvirionpräparaten

In der ersten Untersuchungsreihe an 787 Probanden (Gruppe 1) − MS-Patienten, gesunden Personen, neurologisch kranken Patienten − wurden Serumantikörper gegen insgesamt 21 DNS- und RNS-Viren gemessen, die bislang in ätiologischen und epidemiologischen Zusammenhang mit der MS gebracht worden waren (vgl. Tabellen 1–4).

Die Abb. 10a, b faßt die Ergebnisse der Antikörper-Bestimmungen für die 3 Untersuchungsgruppen − nach DNS- und RNS-Viren getrennt − zusammen. Signifikante Titerdifferenzen zwischen der MS-Gruppe und den beiden Kontrollgruppen der neurologisch kranken Patienten und der gesunden Personen konnten für hämagglutinationshemmende und komplementbindende Masern-Virus-Antikörper sowie für hämagglutinationshemmende Mumpsantikörper ermittelt werden: ($p < 0,001$). Dagegen ergab der Vergleich der Titerverteilung der beiden Kontrollgruppen untereinander weder für Masern- und Mumpsantikörper noch für andere geprüfte Virusantikörper signifikante Differenzen ($p > 0,01$). Für die Parainfluenza-Virustypen I, II und III, das RS-Virus, die Influenzavirusstämme A_2/Asia/57, A_2/Hongkong 1/68 und B/Hongkong sowie für das Röteln-, FSME-, LCM-, Tollwut-Virus, weiterhin für die Poliovirustypen I–III, das Herpes-, Varicella-, Zytomegalie-, Epstein-Barr- und Adeno-Virus waren zwischen MS-Patienten und den Kontrollgruppen keine signifikanten Titerdifferenzen zu ermitteln.

Da mit der Komplementbindungsreaktion zwischen den 3 Probandengruppen keine Antikörperdifferenzen für das Herpes simplex-Virus Typ I aufgezeichnet werden konnten, andererseits aber dieses Virus gelegentlich im Zusammenhang mit der Ätiologie der MS diskutiert wird, bestimmten wir sowohl neutralisierende als auch komplementabhängige neutralisierende Serumantikörper bei MS-Patienten und Kontrollen. Im Verlauf einer akuten Herpes simplex-Erkrankung werden komplementabhängige neutralisierende Serumantikörper im Vergleich zu den konventionellen neutralisierenden Antikörpern in höheren Konzentrationen gefunden [286, 525].

Zur Parallelauswertung gelangten die Seren von 37 MS-Patienten, die sich in einer akuten Phase ihrer Erkrankung befanden (akuter Schub oder chronische Progredienz). In gleicher Weise wurden 42 Seren aus den Kontrollgruppen untersucht. Weder Titermittelwerte noch die Korrelation komplementabhängiger und nicht

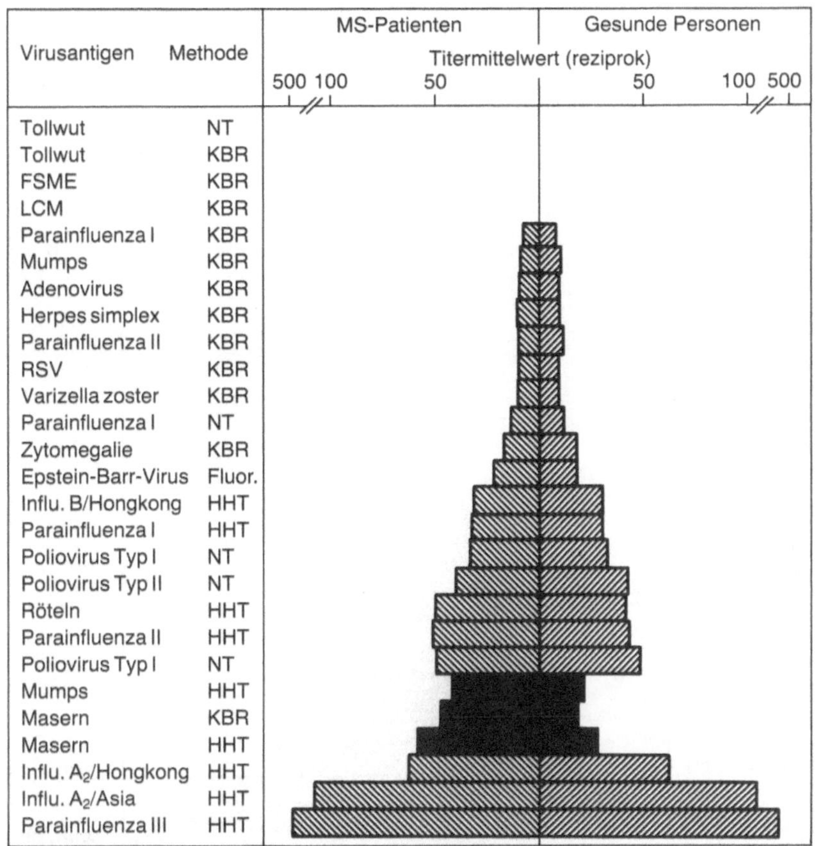

a

Abb. 10a, b. Titermittelwerte von insgesamt 787 Probanden (312 MS-Patienten, 106 neurologisch kranke Patienten ohne MS, 386 gesunde Kontrollen). Die Virusantikörper wurden gegen 27 Virusantigene von 21 Virusarten im Serum der Probanden bestimmt. Die schwarz gezeichneten Säulen weisen auf signifikante Antikörperdifferenzen hin. Folgende serologische Methoden kamen zur Anwendung: Komplementbindungsreaktion *(KBR)*, Hämagglutinationshemmungstest *(HHT)*, Neutralisationstest *(NT)*, indirekte Fluoreszenz *(Fluor)*. **a** Titermittelwerte von MS-Patienten und neurologisch Kranken ohne MS. **b** Titermittelwerte von MS-Patienten und gesunden Kontrollpersonen

komplementabhängiger neutralisierender Antikörper waren für die verschiedenen Untersuchungsgruppen signifikant different.

Nach den vorgestellten Ergebnissen bestand im Antikörperprofil gegen 24 von 27 eingesetzten Virusantigenen kein Unterschied zwischen MS-Patienten und Kontrollgruppen. Signifikant höhere Werte hatten die MS-Patienten lediglich gegen das komplementbindende Gesamtvirionantigen und auch das Hämagglutinin des Masern-Virus sowie gegen das Hämagglutinin des Mumps-Virus.

9.7.1.2 Antikörper gegen Untereinheiten von Paramyxoviren

In weiteren Versuchen war nunmehr die Frage zu prüfen, ob die bei der Verwendung von Gesamtvirionantigen und Hämagglutinin des Masern-Virus erhaltenen

Virusantigen	Methode	MS-Patienten	Neurologische Kontrollen
		Titermittelwert (reziprok)	
		500 100 50	50 100 500
Tollwut	NT		
Tollwut	KBR		
FSME	KBR		
LCM	KBR		
Parainfluenza I	KBR		
Mumps	KBR		
Adenovirus	KBR		
Herpes simplex	KBR		
Parainfluenza II	KBR		
RSV	KBR		
Varizella zoster	KBR		
Parainfluenza I	NT		
Zytomegalie	KBR		
Epstein-Barr-Virus	Fluor.		
Influ. B/Hongkong	HHT		
Parainfluenza I	HHT		
Poliovirus Typ I	NT		
Poliovirus Typ II	NT		
Röteln	HHT		
Parainfluenza II	HHT		
Poliovirus Typ I	NT		
Mumps	HHT		
Masern	KBR		
Masern	HHT		
Influ. A₂/Hongkong	HHT		
Influ. A₂/Asia	HHT		
Parainfluenza III	HHT		

Abb. 10b

Differenzen der Titer zwischen MS-Patienten und Kontrollpersonen auch bei Einsatz von weiteren Untereinheiten des Masern-Virus bzw. bei Verwendung von Testsystemen nachzuweisen waren, die Untereinheiten funktionell charakterisieren (z. B. Hämolysininhibitionstest). Wie später gezeigt wird, waren erhöhte hämagglutinationshemmende Antikörperwerte gegen Mumps-Virus an anderen kleineren Gruppen von MS-Patienten gegenüber den Kontrollpersonen nicht mehr nachzuweisen. Die gelegentlich zu beobachtende und auch in unseren bisherigen Versuchen nachzuweisende Erhöhung des Mumps-Virus-Antikörpers scheint dementsprechend kein konsistent immunologisches Phänomen darzustellen.

Obwohl mit Antigen des Parainfluenza-I-Virus keine Antikörperdifferenzen bei den verglichenen Probandengruppen festzustellen war, soll dieses Virus mit seinen Untereinheiten auch in den weiteren Versuchen Verwendung finden, da es in bezug auf die MS-Ätiologie z. Zt. stark in der Diskussion steht [470].

9.7.1.2.1 Antikörper gegen Gesamtvirion, Nukleoprotein, Hämagglutinin und Hämolysin des Maserin-Virus bei MS-Patienten und Kontrollpersonen. Die Serumantikörper bei MS-Patienten und Kontrollpersonen wurden gegen 3 verschiedene Präparate des Hämagglutinin mit Hilfe des Hämagglutinationshemmungstestes,

Tabelle 7. Positivreagenten (%pos.), Titermittelwert (reziprok.) und Standardabweichung (s in $-\log$) bei MS-Patienten und neurologischen Kontrollen. Bestimmung der Antikörper (AK) im Serum gegen Antigene des Masern-, Parainfluenza-I- und Polio-Virus Typ I. Signifikanzprüfung der Titerverteilung mit Hilfe der Informationsstatistik

Virus	Antigen	Methode	MS-Patienten			Kontrollpersonen			p
			%pos.	m	$s\,(-\log)$	%pos.	m	$s\,(-\log)$	
Masern	Kleines HA (TW-Ath.)	HHT	100,0	99,5	0,696	98,6	50,0	0,519	<0,001
	Kleines natives HA	HHT	94,4	32,5	0,271	93,8	18,6	0,297	<0,01
	Großes natives HA	HHT	60,1	14,0	0,524	45,9	11,0	0,382	<0,01
	Gereinigtes HA	KBR	7,0	20,0		5,5	20,0	–	–
	Gesamtvirus	KBR	93,3	67,2	0,398	78,6	37,2	0,305	<0,00001
	Nukleoprotein	KBR	89,3	51,6	0,365	70,7	34,2	0,271	<0,00001
	Hämolysin	HLI	100,0	217,8	0,491	6,6	155,6	0,421	<0,01
	Infekt. Virus	NT	100,0	126,6	0,401	100,0	58,2	0,362	<0,01
Para I	Crudes HA	HHT	83,8	29,8	0,355	84,4	22,9	0,389	>0,05
	Gereinigtes HA	KBR	4,2	20,0	–	4,8	20,0	–	>0,05
	Gesamtvirus	KBR	5,7	20,0	–	2,7	20,0	–	>0,05
	Nukleoprotein	KBR	16,4	20,2	0,142	11,8	21,6	0,099	>0,05
	Hämolysin	HLI	69,6	25,6	0,228	66,8	25,2	0,218	>0,05
	Neuraminidase	NIT	88,5	18,2	0,	87,5	17,2	0,	>0,05
Polio I	Infekt. Virus	NT	87,7	131,0	0,428	88,0	136,2	0,495	>0,05

gegen gereinigtes Nukleoprotein und Envelopeantigen (gereinigtes HA) und gegen
Gesamtvirionantigen in der Komplementbindungsreaktion, ferner im Neutralisationstest gegen das infektiöse Virus und im Hämolysininhibitionstest bestimmt
(Tabelle 7). Wenn man vom komplementbindenden Envelopeantigen (gereinigtes
HA) absieht, gegen das nur bei 7% der MS-Patienten und 5,5% der Kontrollpersonen Serumantikörper in niedrigen Konzentrationen (1:20) gefunden wurde, dann
konnten mit allen Masern-Virus-Präparationen und mit allen verwendeten Testsystemen erhöhte Antikörperwerte bei den MS-Patienten im Vergleich zu den Kontrollen ermittelt werden. Wie HHT und NT ausweisen, haben alle Probanden —
sowohl MS-Patienten als auch Kontrollpersonen — anamnestisch Kontakt mit dem
Masern-Virus gehabt (100% Positivreagenten). Die größte Differenz der Titerverteilung zwischen MS-Patienten und Kontrollpersonen wurde für die komplementbindenden Antikörper gefunden.

Die in der Abb. 11 wiedergegebene Titerverteilung der Antikörper gegen Untereinheitenantigene und Funktionen des Masern-Virus zeigt eine eindeutige Verschie-
bung der Titerverteilungskurve zugunsten höherer Werte für die MS-Patienten im
Vergleich mit Kontrollen.

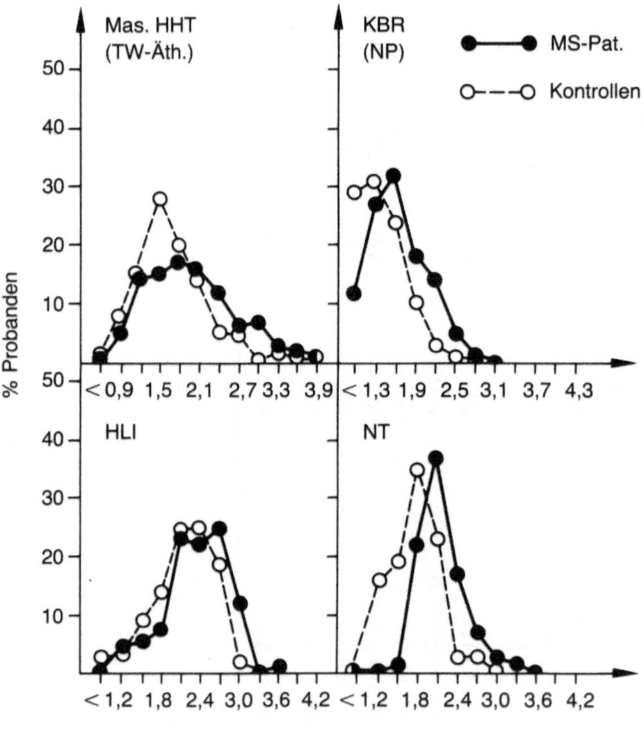

Abb. 11. Titerverteilung der Antikörper gegen Masern-Virus-Antigene im Serum von MS-Patienten
und neurologischen Kontrollen bei Anwendung verschiedener serologischer Methoden: 1. Hämagglutinationshemmungstest *(HHT)* mit Tween-80-Äther-gespaltenem Hämagglutinin. 2. Komplementbindungsreaktion *(KBR)* mit Masern-Virus-Nukleoprotein *(NP)*. 3. Hämolysininhibitionstest
(HLI) mit Masern-Virus-Hämolysin. 4. Neutralisationstest *(NT)* mit Masern-Virus

*9.7.1.2.2 Antikörper gegen Gesamtvirion, Nukleoprotein, Hämagglutinin, Hämoly-
sin und Neuraminidase des Parainfluenza-I-Virus bei MS-Patienten und Kontrollpersonen.* Serumantikörper gegen Gesamtvirionantigen, 3 Untereinheitenantigene
und 2 „funktionelle" Antigene (Hämolysin, Neuraminidase) konnten nicht in unterschiedlicher Häufigkeit oder in unterschiedlichen Konzentrationen (Titermittelwert
und Titerverteilung) nachgewiesen werden (Tabelle 7, Abb. 12).

Nach diesen Versuchsergebnissen läßt sich feststellen, daß die Verwendung aller
Masern-Virus-Untereinheitenantigene wie die Bestimmung der neutralisierenden
Antikörper signifikante Differenzen zwischen MS-Patienten und Kontrollpersonen
erkennen ließ. Diese Differenzen wurden besonders deutlich bei Einsatz von Nukleo-
proteinantigen und Hämagglutinin. Bei Verwendung von Untereinheitenantigene
des Parainfluenza-I-Virus war dagegen in keinem Versuchsansatz ein signifikanter
Unterschied zwischen MS-Patienten und Kontrollpersonen nachzuweisen.

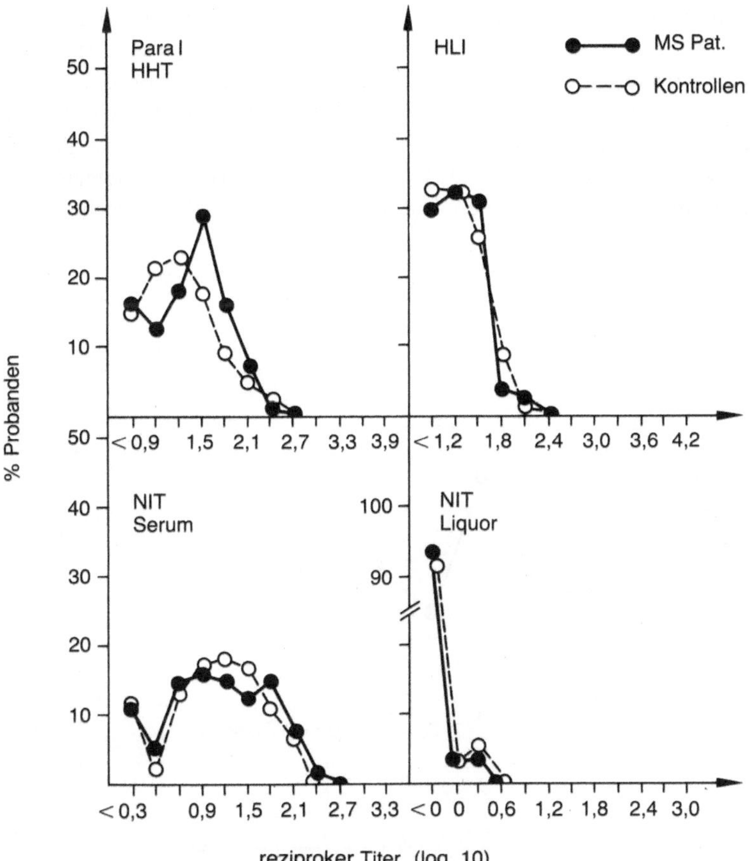

Abb. 12. Titerverteilung der Antikörper gegen Parainfluenza-I (Sendai)-Virus von MS-Patienten
und Kontrollen bei Anwendung verschiedener serologischer Methoden: 1. Hämagglutinationshemmungstest *(HHT)* mit Parainfluenza-I-Virus im Serum. 2. Hämolysininhibitionstest *(HLI)* mit
Parainfluenza-I-Virus im Serum. 3. Neuraminidaseeinhibitionstest *(NIT)* im Serum und Liquor

9.7.1.3 Virusantikörper in Abhängigkeit von verschiedenen klinischen oder epidemiologischen Parametern

9.7.1.3.1 Vergleich der Antikörperwerte zwischen männlichen und weiblichen MS-Patienten. Da die Erkrankungshäufigkeit für MS bei Frauen größer ist als bei Männern [152, 421], prüften wir die Titerverteilung in beiden Geschlechtern unter den MS-Patienten der Gruppe 1. Für keines der verwendeten 27 Antigene ergab sich zwischen den Geschlechtern eine signifikante Differenz. In dieser Arbeit wurde daher auf eine getrennte Auswertung verzichtet.

9.7.1.3.2 Vergleich der Masern-Virus-Antikörperwerte bei MS-Patienten und Kontrollpersonen verschiedenen Alters. Die Titermittelwerte der hämagglutinationshemmenden und komplementbindenden Masernantikörper bei MS-Patienten und Kontrollpersonen (Gruppe 1) wurden in verschiedenen Altersgruppen (Quinquennien) bestimmt. Abbildung 13 zeigt die Titermittelwerte hämagglutinationshemmender Masern-Virus-Antikörper bei Positivreagenten. Bei MS-Patienten erhöhte Werte hämagglutinationshemmender Antikörper werden danach vom 25. bis 30. Lebensjahr an gefunden. Das Profil der komplementbindenden Masern-Virus-Antikörper zeigt die Abb. 14. Während bei gesunden Personen und auch bei neurologisch kranken Kontrollpersonen der komplementbindende Masern-Virus-Antikörpermittelwert in allen Altersklassen nahezu unverändert bleibt, steigt er bei den MS-Patienten vom 30. Lebensjahr an. Die größte Differenz der Antikörpermittelwerte zwischen MS-Patienten und Kontrollpersonen findet sich bei Probanden zwischen dem 40. und 50. Lebensjahr.

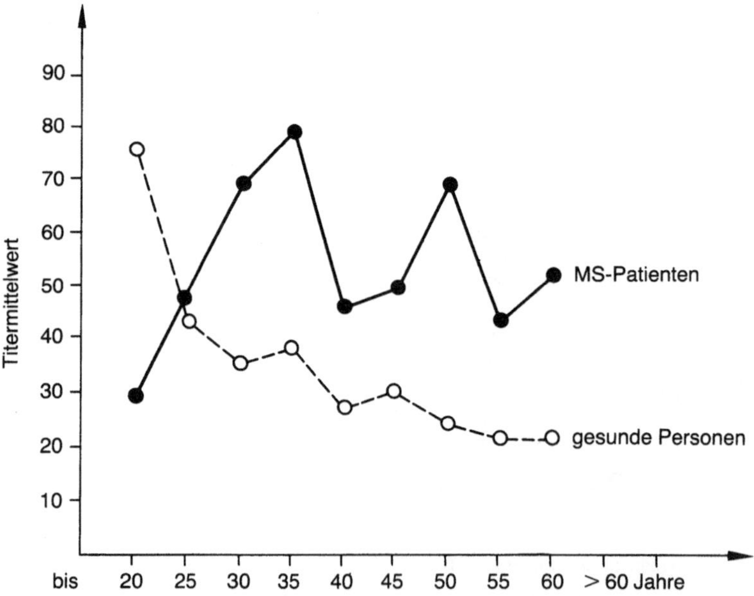

Abb. 13. Titermittelwert (reziprok) hämagglutinationshemmender Antikörper gegen ein Tween-80-Äther-gespaltenes Masern-Virus-Hämagglutinin bei MS-Patienten ($n = 193$) und gesunden Personen ($n = 212$) in Abhängigkeit vom Lebensalter. Aufgetragen sind die Mittelwerte (reziprok) von Positivreagenten

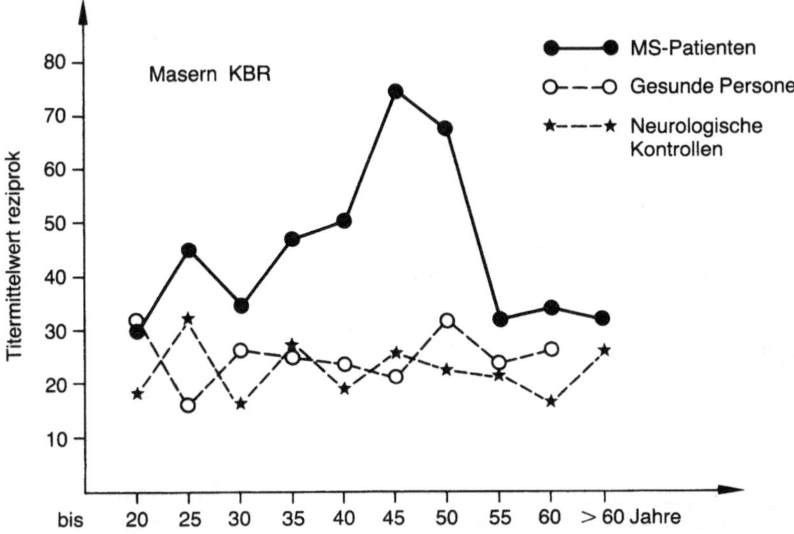

Abb.14. Komplementbindende Masern-Virus-Antikörper bei MS-Patienten ($n = 192$) und gesunden Personen ($n = 207$) sowie neurologischen Kontrollen ($n = 68$) in Abhängigkeit vom Lebensalter. Aufgetragen sind die Mittelwerte von Positivreagenten

Es konnte gezeigt werden, daß sowohl die hämagglutinationshemmenden als auch die komplementbindenden Antikörper in den einzelnen Altersklassen nicht − wie es bei den Kontrollen beobachtet wird − abfallen oder gleichbleiben, sondern zum Teil offensichtlich ganz erheblich mit zunehmendem Lebensalter ansteigen. Das Verhalten dieser Antikörper entspricht somit nicht den Erwartungswerten für den gesunden Anteil der Bevölkerung.

9.7.1.3.3 Antikörper gegen Paramyxoviren bei MS-Patienten in Abhängigkeit von der Krankheitsdauer. Da der Gipfel des Manifestationsalters für die MS zu Beginn des 4. Lebensjahrzehnts liegt, die höchsten komplementbindenden Masernantikörper aber erst im 5. Lebensjahrzehnt gefunden werden, prüften wir das Antikörperprofil bei MS-Patienten (Gruppe 1) in Abhängigkeit von der Krankheitsdauer (Abb. 15). Ein Anstieg der Masern-Virus-Antikörper (HHT: $p < 0,05$) (KBR: $p = 0,06$), wird bis zum 10. Jahr nach Erkrankungsbeginn erreicht. Eine signifikante Titerdifferenz der Parainfluenza-I- und Mumpsantikörper ist nicht zu verzeichnen.

Auf der Grundlage von insgesamt 237 MS-Patienten war also zu beobachten, daß die Antikörper gegen die Masern-Virus-Antigene im Verlaufe der Erkrankung in Abhängigkeit von der Dauer der Erkrankung zu höheren Werten tendieren. Dabei war der Anstieg der hämagglutinationshemmenden Antikörper statistisch signifikant ($p < 0,05$).

9.7.1.3.4 Masern-Virus-Antikörper in Abhängigkeit vom Immunglobulingehalt. Die Titerdifferenzen gegenüber den Masern-Virus-Antigenen, besonders aber dem komplementbindenden Antigen bei MS-Patienten und Kontrollpersonen, sowie in verschiedenen Lebensabschnitten der MS-Patienten, könnten lediglich Ausdruck einer

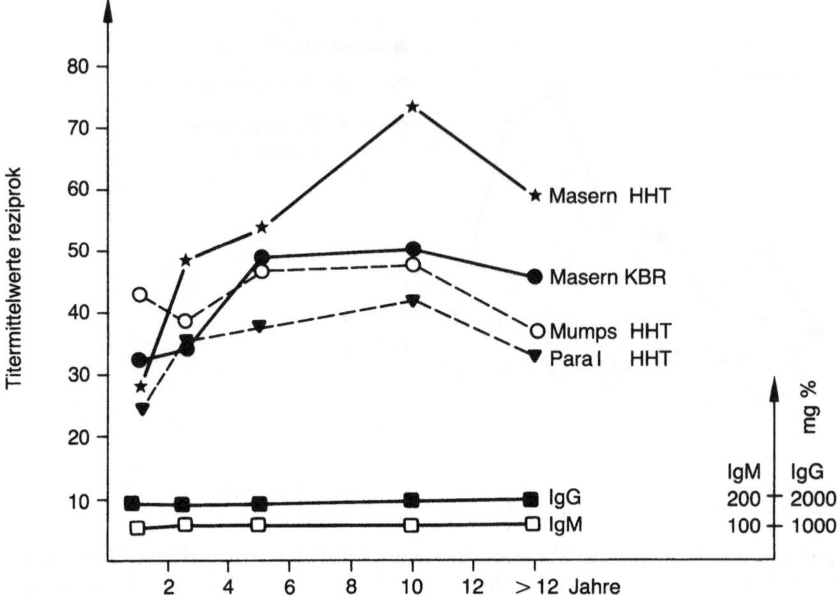

Abb. 15. Paramyxovirusantikörper und Immunglobulingehalt im Serum von MS-Patienten ($n = 237$) in Abhängigkeit von der Dauer der Erkrankung. Aufgetragen sind Titermittelwerte der hämagglutinationshemmenden Masern-, Parainfluenza-I- *(Para I)* und Mumps-Virus-Antikörper sowie komplementbindende Masern-Virus-Antikörper gegen Gesamtvirionantigen. *HHT,* Hämagglutinationshemmungstest; *KBR,* Komplementbindungsreaktion

Tabelle 8. Immunglobuline G und M bei MS-Patienten, neurologisch Kranken und gesunden Personen, Anzahl *(n)* der untersuchten Serumproben, Mittelwert *(m)* und Standardabweichung *(s)*

	IgG (mg%)			IgM (mg%)		
	n	*m*	*s*	*n*	*m*	*s*
MS-Patienten	299	1109	476	305	153	99
Neurolog. Kontr.	91	1128	369 ·	85	138	76
Gesunde Personen	244	1120	383	245	147	127

generellen Steigerung des humoralen Immunsystems sein und beispielsweise dadurch hervorgerufen werden, daß die Träger der Antikörper (IgG oder IgM) generell höhere Werte bei den MS-Patienten im Serum haben. Wir haben daher die Konzentration der Immunglobuline G und M im Serum unserer Probanden (Gruppe 1) quantitativ bestimmt. Eine Differenz der Mittelwerte zwischen MS-Patienten und Kontrollpersonen fanden wir nicht. Unterschiedliche Immunglobulinkonzentrationen waren bei MS-Patienten auch weder bei den verschiedenen Verlaufsformen noch mit zunehmender Dauer ihrer Erkrankung (Tabelle 8, Abb. 15) zu finden. Auch mit zunehmendem Lebensalter kam es bei den MS-Patienten nicht zu einer Veränderung der Immunglobulinkonzentration.

Tabelle 9. Masern- und Polio-Virus Typ-I-Antikörper bei MS-Patienten mit ($n = 32$) und ohne ($n = 114$) immunsuppressive Therapie (Cortison, ACTH, Azathiuprin). Angabe der Gesamtzahl der untersuchten Patienten, der Positivreagenten ($>1:8$), des reziproken Titermittelwertes *(m)* und der Standardabweichung *(s)*. Titerverteilung bzw. Titermittelwert waren in keinem Falle signifikant voneinander verschieden

Virusantigen	MS-Patienten ohne Immunsuppressiva				MS-Patienten mit Immunsuppressiva			
	Ges.	pos.	*m*	*s* ($-\log 10$)	Ges.	pos.	*m*	*s* ($-\log 10$)
Masern-Hämagglutinin	113	113	190	0,689	30	30	238	0,730
Masern-Nukleoprotein	110	96	53	0,364	30	29	47	0,374
Masern-Hämolysin	114	114	239	0,495	32	32	156	0,453
Infektiöses Masern-Virus	49	49	137	0,408	11	11	88	0,339
Infektiöses Polio-I-Virus	112	98	272	0,492	32	31	256	0,506

Infolgedessen kann der mit zunehmender Dauer und mit zunehmendem Lebensalter erhöhte Gehalt an Masern-Virus-Antikörper nicht auf eine generelle Reaktion des humoralen Immunsystems zurückzuführen sein.

9.7.1.3.5 Antikörper gegen Maser-Virus-Untereinheiten und Polio-Virus Typ I in Abhängigkeit von immunsuppressiver Therapie. Der Einfluß immunsuppressiver Therapie auf die Bildung von Virusantikörpern gegen Hämagglutinin, Nukleoprotein und Hämolysin des Masern-Virus sowie die neutralisierenden Antikörper gegen Masern- und Polio-I-Virus wurde bei 114 MS-Patienten (Gruppe 2) überprüft.

Das Antikörperprofil von immunsuppressiv behandelten Patienten wurde mit den entsprechenden Daten solcher Patienten verglichen, die nicht unter dem Einfluß von Immunsuppressiva standen. 32 Patienten erhielten zur Zeit der Serumgewinnung Cortison, ACTH oder Azathiuprin, die übrigen hatten 6 Wochen vor der Serumabnahme keine dieser Präparate bekommen.

Der Vergleich der Titerverteilung bzw. Titermittelwerte in beiden Gruppen erbrachte keine signifikante Differenz (Tabelle 9). Auch der Gehalt an IgG und IgM differierte nicht. Es sei bereits an dieser Stelle vermerkt, daß auch Liquorantikörper und der Serum-Liquor-Quotient bei der Untersuchung des uns vorliegenden Materials durch immunsuppressive Therapie nicht signifikant beeinflußt wurde. Nach diesen Ergebnissen ist es nicht wahrscheinlich, daß beim Querschnittsvergleich der Antikörper gegen virale Antigene die Therapieform einen Einfluß auf die Versuchsergebnisse hat.

9.7.1.3.6 Virusantikörper in Abhängigkeit von der Verlaufsform der MS. Bei der Bestimmung der Virusantikörper in Abhängigkeit von der Verlaufsform wurde neben den Masern-Virus-Antikörpern gegen Gesamtvirion und Hämagglutinin auch die Antikörper gegen Varicella (KBR), Röteln (HHT) und Parainfluenza I (KBR und HHT) herangezogen, weil für diese Virusarten immer wieder ein ätiologischer Bezug zur MS nicht ausgeschlossen wird. Die Prüfung der Titerverteilung bei MS-Patienten (Gruppe 1) ergab nur für komplementbindende Masern-Virus-Antikörper

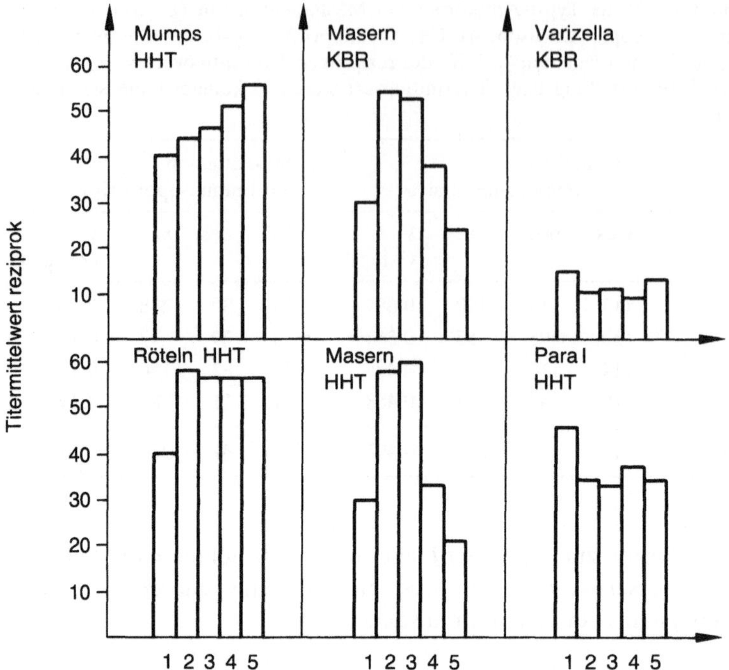

Abb. 16. Virusantikörper bei MS-Patienten mit verschiedenen Verlaufsformen. *1* Schubförmig ($n = 14$); *2* schubförmig, später progredient ($n = 65$); *3* schubförmig progredient ($n = 83$); *4* primär chronisch progredient ($n = 54$); *5* stationär (mehr als 2 Jahre) nach progredientem Verlauf ($n = 14$)

signifikante Differenzen (Abb. 16). Höhere Werte fanden sich bei Personen, deren Krankheitsverlauf schubförmig und progredient war, im Vergleich zu Personen mit schubförmigem Verlauf ohne Progredienz ($p < 0,05$) und auch im Vergleich zu Patienten mit primär chronisch-progredienter Form ihrer Erkrankung ($p < 0,01$).

Nach diesem Befund kann ausgesagt werden, daß Patienten mit schubförmig progredientem Verlauf die höchsten Antikörper gegen das Nukleoprotein des Masern-Virus aufweisen. Differenzen der AK gegen Masern-Virus-Hämagglutinin oder anderer Virusantigene (Varicella, Mumps, Parainfluenza, Röteln) konnten nicht ermittelt werden. Ein spezifischer Bezug des Nukleoprotein zum schubförmig progredienten Verlauf der MS kann somit nicht ausgeschlossen werden.

9.7.1.3.7 Paramyxovirus-Antikörper in verschiedenen Erkrankungsphasen der MS.

Gegenstand dieses Abschnittes ist das Profil von Antikörpern gegen Paramyxoviren, wie es sich in unterschiedlich aktiven Phasen der MS darstellt. In einer ersten Untersuchungsreihe prüften wir Seren von MS-Patienten der Hachener Klinik (Gruppe 1), die sich in einer aktiven Phase ihrer Erkrankung (Schub, chronische Progredienz) oder in unterschiedlichen Zeitabständen zu einer klinisch manifesten aktiven Phase befanden (Abb. 17). Bei der Auswertung der Seren, in die komplementbindende Gesamtvirionantigene von Masern-, Parainfluenza-I- und Mumps-Virus sowie auch die Hämagglutinine dieser Viren eingeschlossen waren, war es nicht möglich, eine

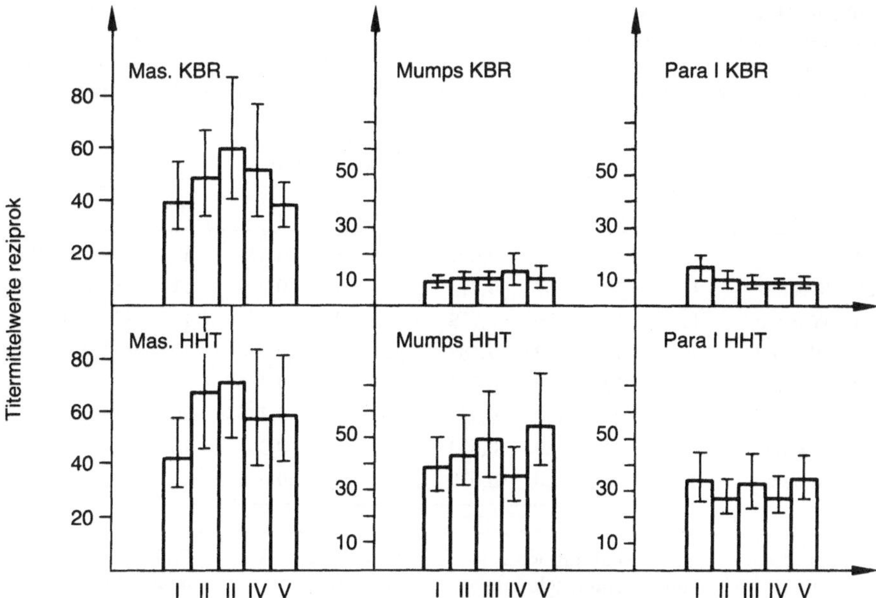

Abb. 17. Serumantikörper bei MS-Patienten gegen Gesamtvirionantigene von Masern- *(Mas.)*, Mumps- und Parainfluenza-I-Virus *(Para I)* und hämagglutinationshemmende Antikörper bei MS-Patienten in Abhängigkeit vom Zeitpunkt des letzten Schubes. Angabe von Titermittelwerten und Standardabweichung. *I* Akuter Schub ($n = 65$); *II* bis zu 6 Monaten nach dem letzten Schub ($n = 62$); *III* 6–18 Monate nach dem letzten Schub ($n = 58$); *IV* stationäre Phase seit mindestens 18 Monaten ($n = 60$); *V* chronisch progredienter Verlauf ($n = 66$)

signifikante Differenz des Antikörpergehaltes beim Vergleich der Patientengruppen untereinander aufzuzeigen.

Die Unterlagen der Neurologischen Kliniken in Essen und Göttingen erlaubten jedoch eine differenzierte Einteilung vor allem für die Patienten (Gruppe 2), die sich im aktuen Schub ihrer Erkrankung befanden (Tabelle 10). Die Gruppen der „frisch erkrankten Patienten", „Patienten in einer klinisch stummen Phase ihrer Erkrankung" und „Patienten mit primär chronisch-progredienter Verlaufsform" wurden mit in die Auswertung einbezogen. Die Bestimmung der Antikörper erfolgte gegen Untereinheiten des Masern- und Parainfluenza-I-Virus. Der für MS indifferente Antikörper gegen Polio-Virus Typ I wurde im besonders empfindlichen Enhancementneutralisationstest bestimmt.

Der höchste mittlere Antikörperwert gegen das Hämagglutinin des Masern-Virus – ermittelt im Hämagglutinationshemmungstest – wurde unmittelbar nach der Manifestation der MS festgestellt. Dieser Wert fiel allerdings im Verlaufe der weiteren Erkrankung auf signifikant niedrigere Werte ab (Abb. 18, Tabelle 10).

Der höchste Antikörperwert gegen das Hämolysin des Masern-Virus wurde in der Gruppe der Patienten beobachtet, bei der ein Schub seit etwa 1–2 Wochen bestand.

Der Antikörper gegen das Nukleoprotein des Masern-Virus zeigt im Mittel den höchsten Wert bei Personen, die seit etwa 8 Wochen schubförmig erkrankt waren.

Tabelle 10a, b. Gesamtzahl, Positivreagenten, Mittelwert der AK gegen Antigene des Masern-, Parainfluenza-I- und Polio-I-Virus und Standardabweichung bei MS-Patienten mit frischer MS, im Schub, in stationärer Phase und mit chronischer Progredienz. Bestimmung der AK im Serum. Angabe der Titermittelwerte in reziproken Werten und der Standardabweichung *(s)* in −log

a) Stadium der MS	Ge-samt-zahl	Masern-Hämagglutinin			Masern-Nukleoprotein			Masern-Hämolysin		
		pos.	*m*	*s*	pos.	*m*	*s*	pos.	*m*	*s*
Frische MS	17	17	226	0,691	15	56	0,438	17	184	0,439
Schub seit 1 Woche	11	11	87	0,812	11	42	0,209	11	210	0,467
Schub seit 2 Wochen	11	11	136	0,778	9	26	0,158	11	372	0,411
Schub seit 4 Wochen	19	19	169	0,489	15	32	0,288	19	152	0,648
Schub seit 8 Wochen	19	19	68	0,776	13	88	0,384	19	136	0,205
Schub vor 2–6 Mon.	20	20	107	0,729	19	48	0,345	20	230	0,471
Schub vor > 6 Mon.	12	12	80	0,632	9	52	0,305	10	180	0,495
Chron. Progredienz	36	36	80	0,630	29	52	0,373	36	236	0,500

b) Stadium der MS	Ge-samt-zahl	Parainfluenza-I-Hämagglutinin			Parainfluenza-I-Hämolysin			Polio Typ I-neutr. AK		
		pos.	*m*	*s*	pos.	*m*	*s*	pos.	*m*	*s*
Frische MS	17	10	88	0,398	11	32	0,300	15	200	0,477
Schub seit 1 Woche	11	11	30	0,313	8	24	0,155	9	160	0,673
Schub seit 2 Wochen	11	11	26	0,303	8	32	0,277	11	124	0,507
Schub seit 4 Wochen	19	19	17	0,137	12	22	0,202	18	144	0,466
Schub seit 8 Wochen	19	14	30	0,398	11	24	0,202	15	110	0,438
Schub vor 2–6 Mon.	20	20	22	0,266	16	22	0,155	16	134	0,509
Schub vor > 6 Mon.	12	10	20	0,348	7	22	0,158	13	80	0,563
Chron. Progredienz	36	30	33	0,309	27	26	0,275	33	120	0,498

Die Differenz zwischen den höchsten Antikörperwerten und den anderen Werten war für die Masern-Virus-Antigene signifikant (Titerverteilung: $p < 0,05$). Der Gehalt der Antikörper gegen Nukleoprotein und Hämolysin des Masern-Virus bei Erkrankungsbeginn (frische MS), in stummen Phasen und bei primär-chronisch progredienten Prozessen war gleich hoch. Der hämagglutinationshemmende Antikörper blieb während weiterer Schübe und bei chronisch-progredienten Verläufen unverändert.

Die hämagglutinationshemmenden Antikörper sowie die Antikörper gegen das Nukleoprotein des Parainfluenza-I-Virus dagegen waren weder in den verschiedenen Stadien der MS noch während eines Schubes signifikanten quantitativen Veränderungen unterworfen, wenn man als Grundlage der Beurteilung Titerverteilung und Mittelwerte in den einzelnen Untersuchungsgruppen berücksichtigt. Dabei sei zusätzlich vermerkt, daß die Zahl der Antikörperträger gegen das Nukleoprotein des Parainfluenza-I-Virus in allen Gruppen gering war.

Der im Enhancementneutralisationstest gemessene Antikörper gegen Polio-Virus Typ I blieb ebenfalls während eines Schubes und zu anderen Stadien der MS-

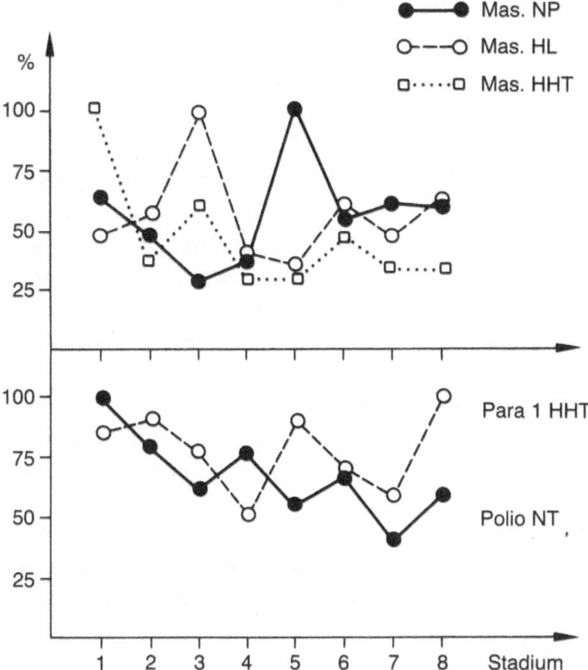

Abb. 18. Serumantikörper gegen die Masern-Virus-Antigene Nukleoprotein *(NP)* gemessen in der Komplementbindungsreaktion, Hämolysin *(HL)* gemessen im Hämolyseinhibitionstest und Hämagglutinin gemessen im Hämagglutinationshemmungstest *(HHT)* sowie Serumantikörper gegen Parainfluenza-I-Virus gemessen im HHT und neutralisierende Antikörper gegen Polio-Virus Typ I bei MS-Patienten in verschiedenen Stadien der Erkrankung. Der beim Gruppenvergleich innerhalb eines Testes beobachtete höchste Titermittelwert wurde gleich 100% gesetzt. Stadien der Erkrankung: *1* frische MS ($n = 17$), *2* Schub seit 1 Woche ($n = 11$), *3* Schub seit 2 Wochen ($n = 11$), *4* Schub seit 4 Wochen ($n = 19$), *5* Schub seit 8 Wochen ($n = 19$), *6* Schub vor 2–6 Monaten ($n = 20$), *7* Schub vor mehr als 6 Monaten ($n = 12$), *8* chronisch progredienter Verlauf ($n = 36$)

Erkrankung quantitativ unverändert. Weiterhin bestimmten wir in den einzelnen Untersuchungsgruppen den Gehalt an Serum-IgG und -IgM, die als Träger der Antikörperspezifitäten fungieren können. Eine quantitative Differenz zwischen einzelnen Gruppen war nicht nachweisbar.

Die Bestimmung der Antikörper in den Seren der Probanden wurde jeweils in einem Ansatz durchgeführt.

Zusammenfassend kann festgehalten werden, daß die Antikörper gegen strukturelle oder funktionelle Untereinheiten des Masern-Virus sich in einzelnen bestimmten Zeitabschnitten in Abhängigkeit von akuten Schub offenbar unterschiedlich verhalten. Die Antikörper gegen das Hämolysin und das Nukleoprotein des Masern-Virus erreichen ihre höchsten Aktivitäten jeweils etwa 1–3 Wochen nacheinander im Verlaufe eines Schubes. Der hämagglutinationshemmende Antikörper hat seinen höchsten Wert zu Beginn der Erkrankung. Diese Aussage gewinnt eine höhere Wertigkeit durch die Feststellung, daß die Antikörper gegen Parainfluenza I und Polio-Virus Typ I keine derartigen Tendenzen erkennen ließen.

9.7.1.4 Das Verhalten der Serumantikörper im Verlaufe der Erkrankung bei einzelnen MS-Patienten (Follow-up-Studie)

Nachdem im Gruppenvergleich beobachtet werden konnte, daß die Antikörper gegen verschiedene Untereinheiten des Masern-Virus sich möglicherweise im Schub unterschiedlich verhalten, war es von Interesse, diese Beobachtung unter Umständen zu erhärten. Wir bestimmten daher den individuellen Titerverlauf einzelner MS-Patienten während eines ca. 7wöchigen Klinikaufenthaltes. In diese Untersuchung wurden insgesamt 53 Patienten aus der Hachener Klinik aufgenommen, von denen wir Serumproben zu Beginn, nach 21 Tagen und am Ende ihres Klinikaufenthaltes gewinnen konnten. 12 von ihnen befanden sich im akuten Schub, 28 hatten ihren letzten Schub vor mehr als 6 Monaten gehabt und 13 waren in einem chronisch-progredienten Stadium ihrer Erkrankung.

Der Vergleich der Antikörper gegen Hämagglutinin, Hämolysin und Nukleoprotein des Masern-Virus war dabei von besonderem Interesse. Es sollte außerdem überprüft werden, ob ein unterschiedliches Verhalten der Antikörper gegen die entsprechenden Untereinheiten des Parainfluenza-I-Virus zu beobachten war.

Wir haben die Titerbewegung bei 12 Patienten, die sich im akuten Schub befanden, in Abb. 19 aufgezeigt. Ein Abfall der Antikörper gegen das Hämolysin war bei 10 von 12 Patienten zu beobachten, einmal kam es zu einem Anstieg und einmal

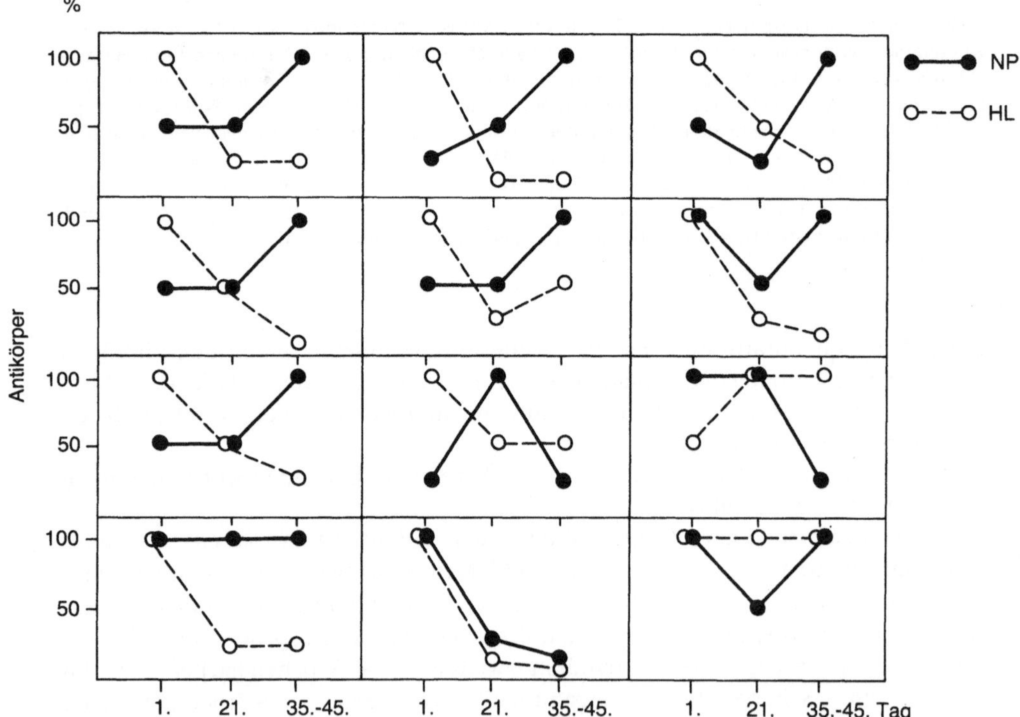

Abb. 19. Titerverlauf (relativ) bei 12 MS-Patienten im akuten Schub während eines Zeitraumes von 6–7 Wochen. Gemessen wurden Antikörper gegen Hämolysin *(HL)* und Nukleoprotein *(NP)* des Masern-Virus in je drei Serumproben. Der höchste Antikörperwert wurde mit 100% bewertet

Tabelle 11. Antikörperanstieg (4fach) oder Abfall (4fach) bei 53 MS-Patienten im Verlaufe eines 6–7wöchigen Klinikaufenthaltes gemessen in drei Serumproben vom 1., 21. und 35.–45. Tag gegen Antigene des Masern-, Parainfluenza-I- und Mumps-Virus

Antigen	Methode	Anzahl	Positiv[a]	Gleich	Anstieg	Abfall
Masern-Virus-Nukleoprotein	KBR	53	53	30	5	18
Masern-Virus-Hämolysin	HLI	53	53	27	1	25
Masern-Virus-Hämagglutinin	HHT	53	53	51	1	1
Parainfluenza-I-Nukleoprotein	KBR	53	18	18	0	0
Parainfluenza-I-Hämolysin	HLI	53	38	38	0	0
Parainfluenza-I-Hämagglutinin	HHT	53	53	47	2	4
Mumps-Virus-Hämagglutinin	HHT	53	45	44	0	1

[a] Positiv = Anzahl von Patienten mit nachweisbaren Serumantikörpern

blieb der hämolysininhibierende Antikörper unverändert. Bei 7 Probanden kam es während ihres Klinikaufenthaltes zu einem Anstieg des Antikörpers gegen Masern-nukleoprotein. Ein konsekutiver Anstieg und Abfall wurde einmal beobachtet, ebenso ein Abfall des Antikörpers. Bei 3 Patienten blieb dieser Antikörper während ihres Aufenthaltes unverändert. Bei der Beurteilung der Antikörperkinetik muß berücksichtigt werden, daß die Patienten zu unterschiedlichen Zeitabständen nach Schubbeginn in unsere Beobachtung kamen.

Wenn man einmal die Ergebnisse von allen 53 Probanden auf signifikante Titer-bewegungen (4facher Anstieg oder Abfall der Antikörper) untersucht, dann zeigt sich (Tabelle 11), daß signifikante Differenzen nur bei Antikörpern gegen das Hämolysin und Nukleoprotein des Masern-Virus zu beobachten waren. Nur gelegentlich ließen sich signifikante Veränderungen der Antikörper gegen Antigene des Parainfluenza-I- bzw. gegen die Hämagglutinine des Mumps- und auch des Masern-Virus nachweisen.

Auch diese Versuche mit Seren von Einzelpersonen weisen darauf hin, daß die Antikörper gegen Untereinheiten des Masern-Virus möglicherweise einen gesetz-mäßigen Konsekutivverlauf bei der MS erkennen lassen.

Auch für diese Versuchsgruppe wurde die Messung der Immunglobuline G und M als Parameter für die Beurteilung der Reaktion des humoralen Immunsystems durchgeführt. Die bei 6 gesunden Personen in je 4 Serumproben im Verlauf von 3 Wochen ermittelte individuelle biologische Variabilität für IgG ($2s = 140\,mg\%$) wurde von 74% (39/53) und für IgM ($2s = 20\,mg\%$) von 64% (34/53) der MS-Patienten überschritten. Zwischen Patienten im akuten Schub, in chronischer Progredienz oder in stationärer Phase ihrer Erkrankung ergab sich dabei keine Differenz.

9.7.1.5 Differenzierung der Masern-Virus-Antikörper (IgG und IgM)
bei MS-Patienten mit Hilfe der Saccharosegradienten

Haire et al. [196, 197] fanden bei insgesamt 15 von 73 MS-Patienten masernspezifi-sches IgM im Serum. Der Nachweis erfolgte mit Hilfe der Immunfluoreszenz. Dieser Befund veranlaßte uns, die Seren von ausgewählten MS-Patienten mit Hilfe der Saccharosegradientenzentrifugation aufzutrennen. In den 7 S (IgG)- bzw. 19 S

Tabelle 12. Differenzierung von Immunglobulinen nach 19S und 7S (IgM und IgG) im Serum von MS-Patienten in verschiedenen Stadien und im Verlaufe der Erkrankung mit Hilfe der Saccharosegradientenzentrifugation. Versuch des Antikörpernachweises in den IgG- und IgM-haltigen Fraktionen gegen Antigene des Masern-Virus (NP = Nukleoprotein, HA = Hämagglutinin, HL = Hämolysin). Titerangabe in reziproken Werten für das Gesamtserum

Serum Nr.	Pat. Nr.	Erkrankungsphase	Masern-Antikörper				
			NP	HA	HL	IgG	IgM
1	35 E	Beginn eines akuten Schubes	640	2048	512	+	−
2	214 G	2 Wochen nach Schubbeginn	160	512	256	+	−
3	177 G	4 Wochen nach Schubbeginn	160	512	128	+	−
4	48 G	Stationär (24 Mon. nach Schub)	80	1024	128	+	−
5	36 G	Chron.-prog. nach Schüben	160	1024	512	+	−
6	400 H	Prim.-chron.-prog.	512	2048	512	+	−
7	400 H	(3 Seren im Abstand von 21 Tg.)	256	2048	1024	+	−
8	400 H		256	2048	1024	+	−
9	121 H	Tag 0 Remission	128	64	256	+	−
10	121 H	Nach 7 Mon. Schub	256	64	32	+	−
11	121 H	Nach 10 Mon. Remission	64	32	32	+	−
12	121 H	Nach 11 Mon. Remission	128	32	128	+	−
13	121 H	Nach 12 Mon. Remission	128	32	512	+	−
14	121 H	Nach 21 Mon. stationär	1024	128	1024	+	−
15	121 H	Nach 22 Mon. stationär	512	128	256	+	−
16	2 G	Tag 0 frische MS	16	512	64	+	−
17	2 G	Tag 28	16	256	256	+	−
18	2 G	Tag 56	16	256	64	+	−
19	271	SSPE-Serum	2048	16384	n.d.	+	−
20	02	Masern-Serum (IgM-haltig)	256	512	512	+	+
21	219	Gesunder Erwachsener	512	1024	512	+	−

+ = Nachweis von Antikörpern in IgG- oder IgM-Fraktionen

(IgM)-Fraktionen versuchten wir den Nachweis von Masern-Virus-Antikörpern mit Hilfe der Komplementbindungsreaktion (Nukleoprotein) des HHT und des HLI. Die Tabelle 12 enthält die klinischen Angaben von Patienten, deren Serumproben ausgewählt wurden, sowie den Gehalt an Masern-Virus-Antikörpern im Gesamtserum (Titerangaben reziprok) und deren Verteilung auf die IgG- bzw. IgM-Fraktion. Danach gelang es uns in keinem Falle, masernspezifische IgM-Antikörper bei Patienten in verschiedenen Phasen der Erkrankung nachzuweisen.

9.7.2 Antikörper gegen Untereinheiten des Masern- und Parainfluenza-I-Virus im Liquor von MS-Patienten und Kontrollpersonen

Es gibt Hinweise dafür, daß neben erhöhten Antikörperwerten gegen das Masern-Virus im Serum auch entsprechende Antikörper im Liquor von MS-Patienten im Vergleich zu Kontrollen erhöht sind [70, 419]. Die Ergebnisse sind allerdings in hohem Maße von der Sensibilität der Methoden und der Auswahl der Kontroll-

Tabelle 13. Anzahl *(n)* der MS-Patienten und Kontrollpersonen. Mittelwerte *(m)* in mg% von Gesamteiweiß, Albumin, IgG und IgM im Liquor. In den Spalten mit Werten für IgM ist die Anzahl untersuchter Probanden und die Anzahl der Patienten angegeben, die nachweisbar IgM im Liquor haben (pos.)

	Gesamteiweiß		Albumin		IgG		IgM		
	n	*m*	*n*	*m*	*n*	*m*	*n*	pos.	*m*
MS-Patienten	143	38,7	133	18,6	138	8,5	138	47	0,38
Kontrollgruppe A	97	32,0	103	17,2	102	3,3	102	7	0,57
Kontrollgruppe B	40	60,6	36	26,5	40	8,6	40	15	0,74

personen abhängig [421]. Nachfolgend sind die Befunde dargestellt, die wir mit Zerebrospinalflüssigkeit von insgesamt 143 MS-Patienten und 146 Kontrollpersonen unter Verwendung von morphologischen und funktionellen Untereinheiten des Masern- und des Parainfluenza-I-Virus erhalten haben. Als Grundlage für die Beurteilung wurden zunächst in den Liquores die Werte für Gesamteiweiß, IgG, IgM und Albumin bestimmt.

9.7.2.1 Liquoreiweißprofil bei MS-Patienten und Kontrollpersonen

Die Tabelle 13 enthält die Mittelwertangaben für die einzelnen Untergruppen (MS-Patienten, Kontrollgruppe A mit normalen Liquoreiweißwerten, Kontrollgruppe B mit pathologischen Liquoreiweißwerten), wie sie für Gesamtprotein, Albumin, IgG und IgM gefunden wurden.

9.7.2.1.1 Gesamteiweiß. Für das Gesamteiweiß wurden sowohl bei MS-Patienten als auch für die Kontrollgruppe A normale Werte gefunden mit 38,7 bzw. 32,0 mg%. Die Probanden der Kontrollgruppe B hatten mit 60,6 mg% definitionsgemäß höhere Konzentrationen im Liquor.

9.7.2.1.2 Liquoralbumin. Auch für das Albumin wurden bei MS-Patienten mit 18,6 mg% und Probanden der Kontrollgruppe A mit 17,2 mg% normale Werte im Liquor beobachtet. Die höchsten Albuminkonzentrationen waren mit 26,5 mg% (Mittelwert) bei Probanden der Kontrollgruppe B nachzuweisen.

9.7.2.1.3 Liquor-IgG. Die mittlere IgG-Konzentration im Liquor der MS-Patienten war mit 8,5 mg% deutlich erhöht. Erhöhte Werte fanden sich im Mittel bei Patienten in allen Phasen der Erkrankung (Schub, stationäre und chronisch-progrediente Phase), waren jedoch besonders deutlich erhöht bei Patienten, die die ersten klinischen Symptome ihrer Erkrankung zeigten (18,5 mg%) oder am Beginn eines Schubes standen (23,0 mg%).

Der Anteil an IgG machte bei diesen MS-Patienten 50 bzw. 60% vom Gesamtliquorprotein aus (Tabelle 14). In der Kontrollgruppe A wurde mit 3,28 mg% im Mittel eine normale IgG-Konzentration im Liquor gefunden. Probanden der Kontrollgruppe B wiesen mit 8,6 mg% die gleichen IgG-Konzentrationen wie MS-Patienten auf.

Tabelle 14. Mittelwerte von Liquor-IgG bei MS-Patienten in verschiedenen Phasen ihrer Erkrankung

Stadien der MS	Anzahl der MS-Patienten	Liquor-IgG (Mittelwert)
Frische MS	16	18,5 mg%
Schub seit 1 Woche	12	23,0 mg%
Schub seit 2 Wochen	10	9,3 mg%
Schub seit 4 Wochen	19	6,8 mg%
Schub seit 8 Wochen	18	7,0 mg%
Bis zu 6 Monaten nach dem Schub	21	6,3 mg%
6 Monate nach dem Schub	10	6,5 mg%
Chronisch-progredienter Verlauf	33	7,3 mg%

9.7.2.1.4 Liquor-IgM. Bei 47 von 138 MS-Patienten (33%) war IgM im Liquor nachweisbar. Die mittlere Konzentration lag mit 0,38 mg% niedriger als in den Kontrollgruppen. In der Kontrollgruppe A hatten 7 von 102 Probanden nachweisbar IgM im Liquor mit einem Mittelwert von 0,54 mg%. In der Kontrollgruppe B war sowohl die Anzahl der Probanden mit nachweisbarem Liquor-IgM (15/40) als auch der Mittelwert (0,74 mg%) deutlich höher als bei MS-Patienten und Probanden der Kontrollgruppe A.

Es konnte auch in diesen Versuchen bestätigt werden, daß sich MS-Patienten im Vergleich von Kontrollpersonen durch einen erhöhten Gehalt des Liquor-IgG unterscheiden. Sowohl die absolute Konzentration des IgG als auch der Anteil an Gesamtprotein war bei den MS-Patienten am höchsten, die sich in einer aktiven Phase ihres Krankheitsprozesses befanden.

Um den Einfluß eines erhöhten Liquorproteinwertes auf die Antikörperkonzentration zu prüfen, verglichen wir die Antikörperwerte (Titerverteilung) gegen Masernuntereinheiten (Hämagglutinin, Hämolysin, Gesamtvirion, Nukleoprotein, infektiöses Virus) und gegen Polio-Virus Typ I (Neutralisationstest) der beiden Kontrollgruppen im Liquor. Zwischen beiden Gruppen ergab sich keine Differenz hinsichtlich der Titerverteilung ($p < 0,1$). Für den Vergleich der Virusantikörper zwischen MS-Patienten und Kontrollen wurden die Kontrollgruppen A und B zu einer Kontrollgruppe zusammengefaßt.

9.7.2.2 Antikörper im Liquor gegen Masern- und Parainfluenza-I-Virus

9.7.2.2.1 Antikörper gegen morphologische und funktionelle Untereinheiten des Masern-Virus. Von den 143 MS-Patienten, die wir auf ihren Antikörpergehalt im Liquor untersuchen konnten, hatten mehr als 40% Masern-Virus-Antikörper im Liquor (Tabelle 15). Der höchste Prozentsatz an Positivreagenten wurde mit der Bestimmung der neutralisierenden Antikörper erreicht (70,1%).

Die höchsten Titermittelwerte wurden im Hämagglutinationshemmungstest und im Hämolysininhibitionstest beobachtet. Die Titerverteilung der Liquorantikörper ist in Abb. 20 veranschaulicht. Der höchste Prozentsatz an Positivreagenten in der Kontrollgruppe lag bei 29% und wurde mit dem Hämolysininhibitionstest erreicht.

Tabelle 15. Positivreagenten (%pos.), Titermittelwert (reziprok.) und Standardabweichung (−log) bei MS-Patienten und neurologischen Kontrollen. Bestimmung von AK im Liquor gegen Antigene des Masern-, Parainfluenza-I- und Polio-I-Virus. Signifikanzprüfung der Titerverteilung mit Hilfe der Informationsstatistik

Virus	Antigen	Methode	MS-Patienten			Kontrollpersonen			p
			%pos.	m	s (−log)	%pos.	m	s (−log)	
Masern	Kleines HA (TW-Ath.)	HHT	34,8	7,9	0,463	16,9	2,2	0,137	0,001
	Kleines natives HA	HHT	19,4	1,8	0,291	2,7	1,0	−	0,0001
	Großes natives HA	HHT	3,4	1,0	−	0,0	−	−	−
	Gereinigtes HA	KBR	0,0	−	−	0,0	−	−	−
	Gesamtvirus	KBR	43,8	2,7	0,309	5,5	2,3	0,212	0,0000001
	Nukleoprotein	KBR	45,5	2,5	0,342	6,2	2,3	0,248	0,0000001
	Hämolysin	HLI	45,5	4,1	0,309	29,1	3,4	0,296	0,01
	Infekt. Virus	NT	71,7	3,5	0,137	16,3	1,0	−	0,00001
Para I	Crudes HA	HHT	0,0	−	−	−	−	−	−
	Gereinigtes HA	KBR	0,0	−	−	−	−	−	−
	Gesamtvirus	KBR	0,0	−	−	−	−	−	−
	Nukleoprotein	KBR	0,0	−	−	−	−	−	−
	Hämolysin	HLI	0,0	−	−	−	−	−	−
	Neuraminidase	NIT	6,0	1,4	n.d.	8,0	1,7	n.d.	n.d.
Polio I	Infekt. Virus	NT	27,1	2,0	0,266	14,2	1,7	0,266	0,05

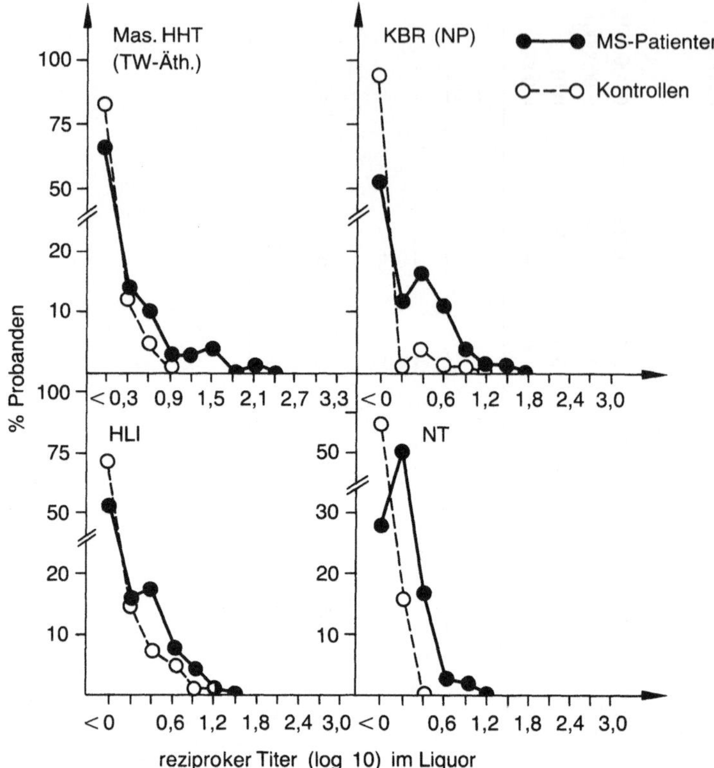

Abb. 20. Titerverteilung der Antikörper gegen Masern-Virus-Untereinheiten im Liquor von MS-Patienten und neurologisch kranken Kontrollpersonen. *HHT,* Hämagglutinationshemmungstest mit Tween-Äther-gespaltenem Hämagglutinin; *KBR,* Komplementbindungsreaktion mit Nukleoprotein *(NP); HLI,* Hämolysininhibitionstest; *NT,* Neutralisationstest

Die nächst höheren Prozentwerte lagen bei 17% (HHT) bzw. 16% (NT). Die geringste Anzahl an Positivreagenten der Kontrollgruppe wurde in der Komplementbindungsreaktion unter Verwendung von Gesamtvirion (5%) und Nukleoprotein als Antigen (6%) beobachtet. Zwischen MS-Patienten und Kontrollpersonen waren die mit allen Virusantigenen mit Ausnahme des komplementbindenden Envelopeantigens ermittelten Ergebnisse signifikant voneinander verschieden und zugunsten der MS-Patienten erhöht ($p < 0,01$). Die größte Differenz konnte wieder in der KBR mit den Antigenen Gesamtvirion und Nukleoprotein aufgezeigt werden. Während im Serum die Werte mit $p < 10^{-4}$ ermittelt werden konnten, lag dieser Wert im Vergleich der Liquorantikörper zwischen MS-Patienten und Kontrollpersonen bei $p < 10^{-6}$.

9.7.2.2.2 Liquorantikörper gegen morphologische und funktionelle Untereinheiten des Parainfluenza-I-Virus. Mit den Antigenen des Parainfluenza-I-Virus (Hämagglutinin, Gesamtvirion, Nukleoprotein, Hämolysin) gelang uns bei keinem Probanden der Nachweis von Antikörpern im Liquor. Lediglich bei wenigen Personen (8 MS-Patienten, 11 Kontrollpersonen) wurde eine Inhibition der Neuraminidaseaktivität durch Liquor nachgewiesen (Tabelle 15, Abb. 12). Zwischen MS-Patienten und Kontrollpersonen ergab sich jedoch keine Differenz.

9.7.2.2.3 *Polio-Virus Typ-I-Antikörper im Liquor.*

9.7.2.2.3 Polio-Virus Typ-I-Antikörper im Liquor. Ein weiterer Hinweis für die pathogenetische Beziehung intrathekaler Antikörper zur MS wäre der Befund, daß nur gegen Antigene des inculpierten Virus Antikörperdifferenzen zwischen MS-Patienten und Kontrollpersonen, nicht aber auch gegen andere virale Krankheitserreger vorhanden sind. Aus diesem Grunde überprüften wir das Antikörperrelief (% Positivreagenten und Titerverteilung) gegenüber einem anderen ubiquitären Virus, dem Polio-Virus Typ I, das ätiologisch nicht in Bezug zur MS zu stehen scheint. Hierbei berücksichtigten wir die von Norrby et al. [351] aufgestellten Forderungen, wonach ein Referenzvirus folgende Kriterien zu erfüllen hat:

1. Keine Relevanz für das Krankheitsbild;
2. Nachweisbarkeit bei möglichst vielen Personen auch im Liquor (d. h. Serumtiter $> 1 : 250$).

Der Nachweis von Antikörpern gegen Polio-Virus Typ I gelang uns bei 27% der Patienten und 14% der Kontrollpersonen mit Hilfe des Enhancementneutralisationstestes. Zwischen beiden Gruppen wurde keine Differenz der Titerverteilung beobachtet ($p > 0,05$).

Auch nach diesen Versuchsergebnissen, die sich auf Antikörperwerte im Liquor beziehen, läßt sich feststellen, daß unter Verwendung von Masern-Virus-Untereinheiten signifikante Antikörperdifferenzen zwischen MS-Patienten und Kontrollpersonen zu erkennen waren. Der Unterschied bezieht sich vor allem auf den Prozentsatz von Positivreagenten, der zugunsten der MS-Patienten verschoben war. Während noch im Serum die größten signifikanten Antikörperdifferenzen mit den Antigenen Nukleoprotein und Hämagglutinin zu finden waren, wurde für die Liquorantikörper die mit Abstand größte Signifikanz ($p < 10^{-6}$) nur bei Verwendung von Nukleoprotein als Antigen beobachtet. Die Verwendung von Untereinheiten des Parainfluenza-I-Virus führte mit Ausnahme der Neuraminidaseinhibition weder bei MS-Patienten noch bei Kontrollpersonen zu einem Antikörpernachweis. Die mit dem Referenzvirus (Polio-Virus Typ I) gemessenen Antikörperwerte waren in beiden Gruppen nicht different.

9.7.2.3 *Liquorantikörper gegen Masern-Virus-Untereinheiten in verschiedenen Erkrankungsphasen der MS*

Vorhin hatten wir das Profil der Serumantikörper bei MS-Patienten aufgezeigt, die sich in unterschiedlichen Phasen ihrer Erkrankung befanden, und dabei signifikante Differenzen der Masernantikörper im HHT, in der KBR (Nukleoprotein) und HLI feststellen können. Die gleichen Patientengruppen (frische MS, Patienten zu verschiedenen Zeitabständen nach Schubbeginn, Patienten in stationärer Phase und mit chronischer Progredienz) wiesen keine nachweisbare signifikante Differenz der Liquorantikörper auf (Tabelle 16, Abb. 21). Es konnte jedoch festgestellt werden, daß der höchste Prozentsatz an Masernantikörperträgern bei MS-Patienten gefunden wurde, die sich in einer akuten Phase ihrer Erkrankung befanden (frische MS, Schub, chronische Progredienz). Mit 60% Positivreagenten wurde im Hämagglutina-

Tabelle 16. Gesamtzahl, Positivreagenten, Mittelwert der Masern- und Polio-I-Virus-Antikörper im Liquor bei MS-Patienten mit frischer MS, im Schub, in stationärer Phase und mit chronischer Progredienz ihrer Erkrankung. Angaben des Titermittelwertes in reziproken Werten und der Standardabweichung (s) in $-\log$

Stadium der MS	Ge-samt-zahl	Masern-Hämagglutinin			Masern-Nukleoprotein			Masern-Hämolysin			Polio Typ I-neutr. AK		
		pos.	m	s	pos.	m	s	pos.	m	s	pos.	m	s
Frische MS	17	10	9,8	0,568	5	3,1	0,268	12	2,1	0,200	5	2,0	0,367
Schub seit 1 Woche	11	5	4,6	0,328	6	1,6	0,245	4	3,7	0,450	4	4,0	0,245
Schub seit 2 Wochen	11	5	2,6	0,164	4	4,0	0,425	3	2,5	0,173	2	1,4	0,212
Schub seit 4 Wochen	19	5	3,0	0,268	4	2,0	0,245	2	5,7	0,637	7	1,8	0,207
Schub seit 8 Wochen	19	5	7,0	0,446	10	3,5	0,396	10	2,0	0,245	1	4,0	–
Schub vor 2–6 Monaten	20	7	5,4	0,549	11	2,0	0,300	5	2,3	0,251	7	1,5	0,236
Schub vor 6 Monaten	12	3	4,0	0,520	3	3,2	0,346	5	1,8	0,251	3	2,0	–
Chron. Progredienz	36	12	5,3	0,414	19	2,6	0,286	22	2,1	0,352	10	2,0	0,282

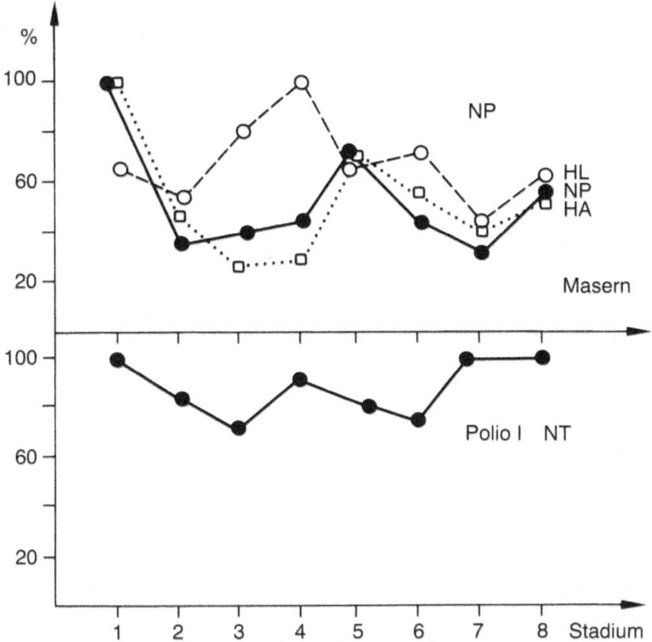

Abb. 21. Antikörper gegen Antigene von Masern- und Polio-Virus Typ I im Liquor von MS-Patienten in Abhängigkeit vom Stadium der Erkrankung (vgl. Abb. 18). *HL*, Hämolysin; *NP*, Nukleoprotein des Masern-Virus; *NT*, Neutralisationstest; *HA*, Hämagglutinin

tionshemmungstest bei Patienten mit frischer MS der höchste Wert gefunden, während bei Patienten in späteren Stadien ihrer Erkrankung oder im Schub niedrigere Prozentwerte beobachtet wurden (Tabelle 16). Anstieg und Abfall des hämolysininhibierenden Antikörpers gefolgt von der gleichen Kinetik des Nukleoproteinantikörpers war in der Tendenz auch im Liquor der MS-Patienten während eines akuten Schubes zu erkennen (Abb. 21). Der neutralisierende Antikörper gegen Polio-Virus Typ I im Liquor blieb in allen Erkrankungsphasen der MS unverändert.

9.7.3 Versuche zum Nachweis der Masernantikörper im Zentralnervensystem

Neben einem erhöhten Masern-Virus-Antikörper im Serum waren bei MS-Patienten auch die Liquorantikörper gegen Untereinheiten des Masern-Virus häufiger und in höheren Konzentrationen anzutreffen als bei Kontrollpersonen. Bei der Suche nach der Bildungsstätte dieser Antikörper wurde die Größe des Quotienten von Masernantikörper und IgG-Konzentrationen in Serum und Liquor als Hinweis für eine im zentralen Nervensystem gelegene Antikörperproduktion gewertet [351, 421]. Beide Quotienten wurden von den Autoren im Vergleich zu Kontrollpersonen erniedrigt gefunden, während die Serum-Liquor-Quotienten für Albumin und für einen Referenz-Virus-Antikörper (Adenovirus, Polio-Virus Typ I) bei MS-Patienten und Kontrollpersonen gleiche Werte aufwiesen. Unsere Untersuchung sollte weitere

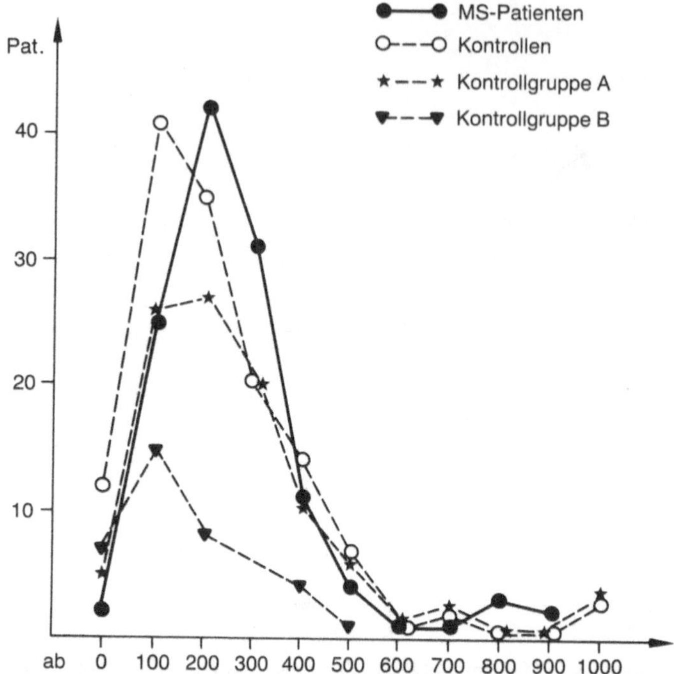

Abb. 22. Serum/Liquor-Quotient der Albuminkonzentration bei MS-Patienten und neurologisch Kranken ohne MS (Kontrollgruppen A und B). Kontrollgruppe A: Liquorprotein < 50 mg%; IgG-Anteil < 15%. Kontrollgruppe B: Liquorprotein > 50 mg%; IgG-Anteil > 15%

Daten zur Frage einer möglichen Antikörperbildung im Zentralnervensystem beibringen.

Die bisher publizierten Ergebnisse beziehen sich auf bislang ca. 50–60 MS-Patienten, während hier die Daten von 140 Patienten ausgewertet werden konnten.

9.7.3.1 Kontrolluntersuchungen zur Integrität der Bluthirnschranke

9.7.3.1.1 Albuminkonzentration in Serum und Liquor. Die Bildung eines Quotienten aus der Albuminkonzentration im Serum und Liquor diente uns als Parameter für die Beurteilung der Integrität der Bluthirnschranke. Bei 121 MS-Patienten und 137 Kontrollpersonen wurden die entsprechenden Befunde erhoben. Die Abb. 22 zeigt die Verteilung des Quotienten für MS-Patienten und Kontrollpersonen sowie eine Differenzierung der Kontrollpersonen in solche mit normalen Liquoreiweißbefunden (Kontrollgruppe A) und solche mit pathologischen Liquoreiweißwerten (Kontrollgruppe B). Für MS-Patienten wurde der mittlere Quotient (Serumalbumin in mg% durch Liquoralbumin in mg%) mit 318 als mittlerem Wert errechnet. 91% der Probanden hatten Quotienten zwischen 100 und 600. Die Verteilung der Quotienten in der Kontrollgruppe A (gesunde Personen) war von der der MS-Patienten nicht signifikant verschieden ($p > 0{,}05$). Der mittlere Wert der Quotienten betrug 315. Auch in dieser Gruppe hatten 91% der Probanden Quotienten zwischen 100 und 600.

Die Verteilung der Serum-Liquor-Quotienten in der Kontrollgruppe B (pathologische Kontrollen) war im Vergleich zur MS-Gruppe und auch im Vergleich zur Kontrollgruppe A signifikant zu niedrigen Werten verschoben ($p < 0,05$). Der mittlere Quotient betrug hier 198.

Aufgrund dieser Ergebnisse konnten wir annehmen, daß die Bluthirnschranke der von uns untersuchten MS-Patienten intakt war und somit der Serum-Liquor-Quotient für IgG und für Virusantikörper nicht durch Immunglobuline aus dem Serum beeinflußt wurde.

9.7.3.1.2 Bestimmung des Polio-Typ-I-Serum-Liquorantikörper-Quotienten als Referenz. Zur Bestimmung eines Referenzquotienten für das Verhältnis der Virusantikörper in Serum und Liquor wurden die im Polioenhancementtest ermittelten Antikörper gegen Polio Typ I gewählt. Da sich beim Vergleich der Titerverteilung der Polio-Virus-Antikörper zwischen den beiden Kontrollgruppen mit normalen und pathologischen Liquoreiweißwerten kein Unterschied ergeben hatte, haben wir die Kontrollgruppen hier und auch bei der Bestimmung des Serum-Liquor-Quotienten für Masern-Virus-Antikörper zusammengefaßt.

Zur Errechnung des Referenzquotienten standen uns 48 Serum-Liquorpaare zur Verfügung (30 MS-Patienten, 18 Kontrollpersonen) (Tabelle 17), in denen Polio-Virus-Antikörper nachgewiesen werden konnten. Für MS-Patienten ergab sich ein mittlerer Quotient von 281 (reziproker Wert) und für Kontrollpersonen ein Quotient von 320. Eine signifikante Differenz beider Werte lag nicht vor. Der mittlere Quotient aus beiden Gruppen betrug 296. Bei 46 von 48 Probanden lag der Quotient zwischen 80 und 640. Bei einem MS-Patienten wurde ein höherer Wert (1280), bei einem anderen ein geringerer (40) errechnet. In Übereinstimmung mit Norrby et al. [351], die mit dem gleichen Test einen mittleren Quotienten für Polio-I-Antikörper von 320 ermittelten, haben wir einen Antikörperquotienten dann als signifikant erniedrigt angesehen, wenn er um mehr als das 4fache unter dem des mittleren Referenzquotienten für Polio-I-Antikörper lag. Eine solche signifikante Abweichung wurde bei einem MS-Patienten für Polio-I-Antikörper beobachtet.

Tabelle 17. Gesamtzahl von Probanden mit Serum- und Liquorantikörpern gegen Masern-Virus-Untereinheiten und Polio-Virus Typ I sowie die Anzahl der Probanden mit signifikanter Erniedrigung (4fach) des Serum-Liquor-Quotienten. Die Signifikanzprüfung erfolgte im Chi^2-Test für den Vergleich der Anzahl von Probanden mit erniedrigtem Serum-Liquor-Quotienten. Die in den Spalten 5 und 8 enthaltenen reziproken Werte des mittleren Serum-Liquor-Quotienten waren zwischen den MS-Patienten und Kontrollpersonen nicht signifikant voneinander verschieden

Antigen	Methode	MS-Patienten			Kontrollpersonen			Chi^2
		Gesamtzahl	Quotient erniedrigt	Quotient *m*	Gesamtzahl	Quotient erniedrigt	Quotient *m*	
Nukleoprotein	KBR	56	49	31,5	8	3	69	$p < 0,01$
Hämagglutinin	HHT	49	22	217,0	22	3	276	$p < 0,05$
Hämolysin	HLI	64	13	195,0	40	2	160	$p < 0,05$
Polio I	NT	30	1	281,0	18	0	320	$p < 0,05$

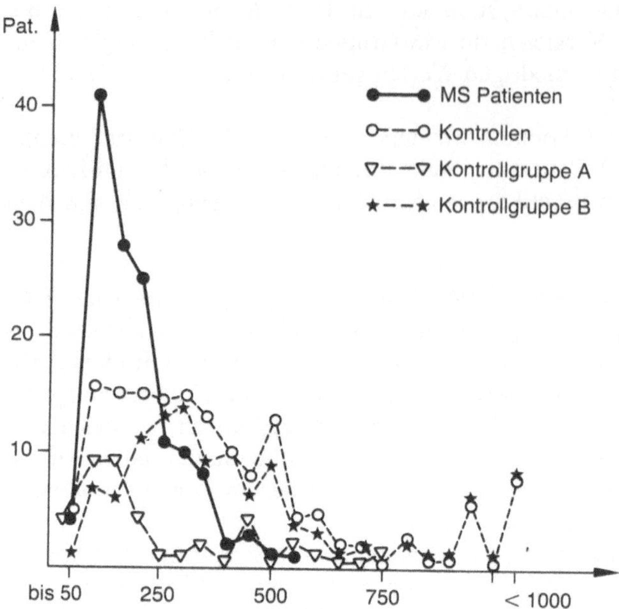

Abb. 23. Serum/Liquor-Quotient der IgG-Konzentration bei MS-Patienten und neurologisch Kranken ohne MS (vgl. Abb. 22)

9.7.3.2 Nachweissysteme für die intrathekale Antikörperbildung

9.7.3.2.1 IgG-Konzentration in Serum und Liquor. Der Quotient aus der IgG-Konzentration in Serum und Liquor wird als Beurteilungskriterium für den Nachweis einer Immunglobulin- und damit auch Antikörperproduktion im Zentralnervensystem bewertet [351].

Der mittlere bei 135 MS-Patienten gefundene Wert für den Serum-Liquor-Quotienten lag bei 46,4. Für 91% der Patienten wurden Werte zwischen 50 und 350 errechnet. 4 Patienten hatten Werte unter 50, nur bei 7 Patienten wurde der Wert von 350 überschritten. Die Verteilung der Quotienten (Abb. 23) war von der der gesamten Kontrollgruppe neurologisch kranker Personen ($p < 0{,}00001$) als auch von den Kontrollgruppen mit normalen und pathologischen Liquoreiweißwerten im einzelnen signifikant verschieden. Für Personen mit normalem Liquoreiweißbefund wurde der IgG-Quotient mit 347, für solche mit pathologischen Liquoreiweißwerten mit 226 bestimmt. Die Verteilung der Quotienten lag in einem Bereich von 100 bis 800 für 84% der Probanden. Ein Vergleich beider Kontrollgruppen erbrachte signifikant niedrigere Werte für den Quotienten bei Personen mit pathologischen Eiweißwerten ($p < 0{,}01$).

9.7.3.2.2 Quotient der Serum-Liquor-Antikörper gegen Untereinheiten des Masern-Virus. Den Nachweis der Spezifität des im ZNS gebildeten Immunglobulin G haben Norrby et al. [352] durch Absorption des Liquor-IgG mit verschiedenen Virusantigenen versucht. Hierbei fiel auf, daß ein großer Teil durch Masern-Virus, ein weiterer Teil aber auch durch andere Virusarten zu absorbieren war. Durch die Bestimmung des Serum-Liquor-Quotienten für Masern-Virus-Antigene wollten wir prüfen, ob die im Zentralnervensystem gebildeten Masern-Virus-Antikörper bevorzugt gegen eine oder mehrere Komponenten des Virus gerichtet sind.

Für die Bestimmung der Serum-Liquor-Quotienten der Masern-Virus-Antikörper wurden die Antigene Nukleoprotein, Hämagglutinin und Hämolysin ausgewählt. Antikörper gegen Nukleoprotein konnten in der Komplementbindungsreaktion bei 56 Serum-Liquor-Paaren von MS-Patienten nachgewiesen werden. Bei 49 dieser Patienten lag eine signifikante Erniedrigung (4fach) des Quotienten vor. In der Kontrollgruppe gelang der Antikörpernachweis nur bei 8 Patienten in Serum und Liquor (Tabelle 17). 3 davon hatten einen erniedrigten Quotienten. Bei MS-Patienten wurde damit der Serum-Liquor-Quotient für den Masern-Nukleoprotein-Antikörper signifikant häufiger ($p < 0,01$) erniedrigt gefunden als bei Kontrollpersonen. Der Quotient war auch dann bei MS-Patienten signifikant häufiger erniedrigt ($p < 0,05$), wenn die Berechnung auf der Basis der hämagglutinationshemmenden Masern-Virus-Antikörper erfolgte. Die Anzahl der Patienten mit erniedrigtem Serum-Liquor-Quotienten unter Berücksichtigung von Antikörpern gegen das Hämolysin war dagegen in beiden geprüften Gruppen nicht different.

Die Errechnung eines mittleren Serum-Liquor-Quotienten bei MS-Patienten und Kontrollpersonen für die Masern-Virus-Antikörper bestätigt in der Tendenz die oben aufgezeigten Ergebnisse. Die Quotienten waren jedoch zwischen MS-Patienten und Kontrollpersonen nicht signifikant verschieden.

9.7.4 Assoziation von HLA-Antigenen und Paramyxovirus-Antikörpern

Die Assoziation der Multiplen Sklerose mit bestimmten Histokompatibilitätsantigenen ist gesichert. Wie von Bertrams und Kuwert [45, 51] gezeigt werden konnte, fanden sich die HLA-Antigene A3 und/oder B7 signifikant häufiger bei MS-Patienten als bei Normalpersonen. Von Jersild et al. [240] und Naito et al. [332] wurden außer den genannten Antigenen auch die Antigene B18 und Bw35 bei MS-Patienten gehäuft gefunden. Signifikant geringer sind die Antigene HLA-A2, B12 und B15 bei MS-Patienten nachzuweisen [51].

In Tierexperimenten an Mäusen und Meerschweinchen konnte die Existenz von Genen gesichert werden, die die Immunantwort auf spezifische Antigene kontrollieren und die mit bestimmten Histokompatibilitätsgenotypen gekoppelt sind [43]. Unter diesem Aspekt fanden die Ergebnisse von Jersild et al. [240] besondere Beachtung, die eine Assoziation des Vorkommens von HLA-A3, B7 und/oder B18 mit einem erhöhten Masernantikörpertiter − gemessen im HHT − an insgesamt 132 MS-Patienten aufzeigen konnten.

In einer ersten Studie an 941 MS-Patienten und 126 Kontrollpersonen konnten wir unter Auswertung komplementbindender und hämagglutinationshemmender Antikörper gegen Masern-Virus die Befunde von Jersild et al. [240] nicht bestätigen [50]. Wir haben deshalb die Untersuchungen mit Untereinheiten des Masern-Virus und anderen Paramyxoviren (Parainfluenza I, Mumps) an einer kleineren Gruppe von Probanden (Gruppe 4) wiederholt.

Wie die Tabelle 18 ausweist, wurden bei MS-Patienten mehr Antikörperträger und höhere Titermittelwerte gefunden als bei Kontrollpersonen, wenn Masern-

Tabelle 18. Gesamtzahl (Ges.), Positivreagenten (pos.) und Titermittelwerte *(m)* (reziprok.) gegen Masern-, Parainfluenza-I- und Mumpsantigene gemessen bei MS-Patienten und Kontrollpersonen nach Bestimmung ihrer HLA-Antigene. Mit Masern-Virus-Antigenen lassen sich bei MS-Patienten signifikant höhere Antikörperwerte nachweisen als bei Kontrollpersonen ($p < 0{,}05$). Keine Differenz wurde bei der Bestimmung der Antikörper gegen Antigene des Parainfluenza-I- oder Mumps-Virus beobachtet ($p > 0{,}05$). Die Titerverteilung wurde mit Hilfe der Informationsstatistik auf Signifikanz geprüft

Virusantigen	Methode	MS-Patienten			Kontrollpersonen		
		Ges.	pos.	*m*	Ges.	pos.	*m*
Masern-Nukleoprotein	KBR	109	97	50	74	53	19
Masern-Envelope	KBR	109	17	9	74	8	9
Masern-Virion	KBR	109	96	54	74	53	22
Masern-HA (Tween-Äth.)	HHT	108	108	66	75	66	32
Masern (großes HA)	HHT	108	63	15	75	33	9
Masern (natives HA)	HHT	108	74	21	75	46	13
Masern-Hämolysin	HLI	96	96	108	72	71	39
Para-I-Nukleoprotein	KBR	109	13	14	74	10	13
Para-I-Envelope	KBR	109	17	14	74	23	12
Para-I-HA	HHT	108	106	45	75	74	56
Para-I-Hämolysin	HLI	96	71	12	75	44	13
Para-I-Neuraminidase	NIT	91	60	8	66	53	8
Mumps-HA	HHT	108	31	15	75	19	12

Virus-Untereinheiten als Antigene verwendet wurden ($p < 0{,}01$). Bei Verwendung von Parainfluenza-I-Antigenen oder Mumpshämagglutinin ergab sich keine signifikante Differenz ($p < 0{,}05$).

Um den Einfluß eines bestimmten HLA-Antigens auf die Antikörperbildung zu eruieren, wurden MS-Patienten und Kontrollen nach dem Vorhandensein oder Fehlen bestimmter HLA-Antigene eingeteilt. In beiden Gruppen wurden zunächst Träger eines bestimmten Antigens mit den Probanden verglichen, denen dieses Antigen fehlte. Bei der Auswertung wurden folgende Antigene berücksichtigt: HLA-A3; HLA-B7; HLA-A3, B7; HLA-B18; HLA-Bw35; HLA-A2; HLA-B12, HLA-Bw15; HLA-A2, B12.

Bei der Signifikanzprüfung wurde die Titerverteilung (Informationsstatistik) und, soweit möglich, auch der Titermittelwert (*t*-Test) berücksichtigt.

Weder bei MS-Patienten noch bei Kontrollpersonen ergab sich eine Differenz des Antikörpergehaltes zugunsten der einen oder anderen Gruppe ($p > 0{,}01$). Die Assoziation von HLA-A3, B7 und/oder HLA-B18 mit einem erhöhten Masern-Virus-Antikörpertiter konnte weder in der Gruppe der MS-Patienten noch bei den Kontrollen nachgewiesen werden. Ein Einfluß auf den Gehalt der Immunglobuline im Serum wurde ebenfalls nicht beobachtet.

Der Vergleich von MS-Patienten und Kontrollpersonen, die eines der genannten HLA-Antigene besitzen, als auch der Vergleich der MS-Patienten und Kontrollpersonen, denen dieses Antigen fehlt, ließ dagegen nicht erkennen, daß die Masernantikörper — unabhängig allerdings vom Vorhandensein oder der Abwesenheit der

HLA-Antigene A3, B7 oder auch des Haplotyps — bei den MS-Patienten signifikant erhöht war. Für Parainfluenza-I-Untereinheiten sowie für Mumpshämagglutinin ließen sich keine Differenzen zwischen MS-Patienten und Kontrollpersonen aufzeigen. Es kann somit ausgesagt werden, daß die erhöhte Antikörperbildung gegen das Masern-Virus und dessen Untereinheiten nicht mit denjenigen HLA-Antigenen assoziiert ist, die bei der MS höhere oder niedrigere Prozentwerte aufweisen als in der Normalbevölkerung.

9.8 Diskussion

Obwohl die Hypothese von der viralen Ätiologie der Multiplen Sklerose seit 1911 [436] (s. Tabelle 1) zu einer großen Anzahl von Isolierungsversuchen hauptsächlich in Versuchstieren und nachgeordnet in Gewebekulturen geführt hat, die auch zum Teil positiv verliefen, konnte mit dieser Technik kein substantieller Befund für die Entstehung der MS beigebracht werden. Die isolierten Virusstämme (Tollwurt-, Herpes simplex-, Parainfluenza-Virus) ließen sich nicht in einen ätiologischen Bezug zu der Erkrankung bringen. Das von Carp et al. [81] isolierte MS-assoziierte Agens (MS-AA), das zu einer Depression der Blutleukozyten bei Mäusen führen soll [211, 264], war ebenfalls nicht mit der Entstehung der MS in Verbindung zu bringen, zumal eine kontrollierende Doppelblindstudie die früheren Ergebnisse nicht bestätigt hat.

Es muß aber in diesem Zusammenhang darauf hingewiesen werden, daß trotz der bisher negativen Isolierungsversuche ein viraler oder subviraler Erreger eine Rolle spielen muß, da andererseits die Beobachtungen von Leibowitz et al. [284] vorliegen, wonach die MS-Inzidenz bei Einwanderern aus „High risk"- oder „Low risk"-Gebieten in Populationen mit niedrigerer oder höherer Prävalenz immer dann der MS-Erkrankungsrate der Herkunftspopulation entsprach, wenn die Zuwanderung nach dem 15. Lebensjahr erfolgte. Diese Beobachtungen haben eine infektiöse Ätiologie in hohem Maße wahrscheinlich gemacht, da die Exposition und Infektion mit dem präsumptiven infektiösen Agens offensichtlich im präpubertären Lebensalter erfolgt.

Ein anderes rationales System des indirekten Beweises der Entstehung der MS stellt die Bestimmung virusspezifischer Antikörper in Serum und Liquor von MS-Patienten unter Vergleich der Befunde mit den entsprechenden Werten aus Kontrollgruppen dar, die hinsichtlich möglichst vieler Parameter — mit Ausnahme der Erkrankung selbst — mit den MS-Patienten übereinstimmen. Diese Art von Seroepidemiologie wurde 1962 durch Adams und Imagawa [5], die bei MS-Patienten höhere Masernantikörper nachweisen konnten als bei Kontrollpersonen, inauguriert. In der Folgezeit sind eine Fülle von Untersuchungen über die Bedeutung eines infektiösen Agens durchgeführt worden, wobei aber nicht immer die methodischen Voraussetzungen zur Beantwortung der Fragestellung optimal waren.

Die MS-Patienten, die uns zur Verfügung standen, waren in jedem Einzelfall hinsichtlich der Spezifität der Erkrankung (MS oder nicht MS), der Verlaufsform und der Dauer der Erkrankung klinisch exakt definiert. Wir verwendeten Untersuchungsmaterial von Patienten der Multiple-Sklerose-Klinik in Hachen, die von

zwei Neurologen unabhängig untersucht worden waren, und konnten andererseits
Material von Patienten untersuchen, die in den Neurologischen Kliniken Essen und
Göttingen behandelt worden waren, deren Diagnose bzw. Status der Erkrankung
ebenfalls zweifelsfrei festgelegt worden war. Nachdem in prinzipieller Übereinstimmung mit Salmi et al. [421] und Panelius et al. [368] auch in unseren ersten Versuchs-
serien der ätiologische Bezug von 19 Virusarten der verschiedensten taxonomischen
Merkmale ausgeschlossen werden konnte (s. Abb. 10), konzentrierte sich die weitere
Versuchsanordnung insbesondere auf die Erarbeitung weiterer Indizienbeweise für
den besonderen Bezug des Masern-Virus zum Krankheitsbild der MS. Wir untersuchten dabei die folgenden Fragen:

1. Ist die Antikörperbildung gegen das Masern-Virus auf die Oberflächenantigene
   beschränkt oder auch gegen die Innenkomponente des Masern-Virus gerichtet?
   Befunde hierzu wurden bislang lediglich von Norrby et al. [351] und Salmi et al.
   [421] erarbeitet.
2. Verhält sich das altersgerechte Antikörperprofil gegenüber Masern-Virus mit
   seinen Untereinheiten anders als bei Kontrollpersonen? Diese Frage war bisher
   erst einmal Gegenstand einer experimentellen Bearbeitung [421].
3. Gibt es eine gesetzmäßige Beziehung zwischen den verschiedenen Masern-Virus-
   Untereinheitenantikörper mit den verschiedenen Verlaufsformen oder dem Verlauf im Einzelfall (z. B. akuter Schub)?
4. Sind die erhöhten Antikörpertiter gegen Masern mit der Zunahme der humoralen Immunreaktion ganz allgemein korreliert oder nicht?
5. Lassen sich im Serum der MS-Patienten masernspezifische IgM-Antikörper
   nachweisen, die gegebenenfalls für eine persistierende Infektion sprechen? Erste
   Ergebnisse weisen in diese Richtung [196, 197, 318].
6. Wie ist die Korrelation der Antikörper gegen die einzelnen Masern-Virus-Untereinheitenantigene im Liquor cerebrospinalis? Diese Frage war bislang lediglich
   von Norrby et al. [351] experimentell erarbeitet worden.
7. Weist der Quotient (Antikörpertiter im Serum/Antikörpertiter im Liquor) auf
   eine intrathekale Bildung der masernspezifischen Antikörper hin oder ist der
   Liquorantikörper lediglich eine Reflexion der Serumantikörperwerte? Salmi et
   al. [421] sowie Norrby et al. [351] haben erste Befunde hierzu beigebracht.
8. Besteht ein Bezug zwischen Antikörperwerten gegen das Masern-Virus und
   HLA-Antigenen, mit anderen Worten: Kann unter Umständen eine bei MS-
   Patienten vorhandene HLA-abhängige Immunreaktivität nachgewiesen werden?
   Dazu liegen unterschiedliche Befunde vor (Kap. 7.3).

Für die Bearbeitung der einzelnen Fragestellungen verwendeten wir genau defi-
nierte vorgereinigte oder völlig reine Untereinheitenantigene, wie z. B. das Nukleoprotein (s. Abb. 3). Die Reinigungsprozeduren für Masern-Virus wurden von
Norrby [347, 349] ausgearbeitet, deren Techniken wir mit geringen Modifikationen
übernommen haben. Das große Hämagglutinin (1:100 eingeengtes Gesamtvirion)
hatte einen Infektiositätstiter von 10^7 PBE entsprechend 2500 hämagglutinierenden
Einheiten HE (s. Abb. 1). Das native kleine Hämagglutinin erhielten wir durch
Differentialzentrifugation eines eingeengten Gewebekulturüberstandes [347]. Eine
weitere Reinigung erfolgte nicht. Seine biologische Aktivität, gemessen an der
Agglutination von Affenerythrozyten, betrug 64 HE. Des weiteren kam das Tween-

Äther-gespaltene Hämagglutinin zum Einsatz. Auch dieses Antigen wurde keinen weiteren Reinigungsschritten unterworfen; seine biologische Aktivität betrug 512 HE. Besondere Bedeutung haben wir der Bestimmung der Antikörper gegen das Hämolysin beigemessen, da der materielle Träger dieser Aktivität offensichtlich für die Anheftung neutralisierender Antikörper fungiert und andererseits diesem Antigen (Enzym) im Rahmen der viralen Vermehrung eine initiale Aufgabe bei der virusbedingten Zytolyse zukommt. Das Hämolysin ist bislang unseres Wissens strukturell noch nicht dargestellt worden. Es handelt sich vermutlich um das von Hall und Martin [200] charakterisierte Glykoprotein, dessen biologische Aktivität durch Phosphorlipide komplettiert wird. Dieses Antigen wurde nur funktionell erfaßt und durch antikörperspezifische Hemmung seiner biologischen Aktivität an Meerkatzenerythrozyten charakterisiert.

Das Nukleoprotein, das als internes Untereinheitenantigen fungiert, wurde dagegen biophysikalisch nach Freisetzung durch Triton-X-100-Spaltung des Gesamtvirion und nachfolgender Gradientenzentrifugation genauer charakterisiert. Im elektronenmikroskopischen Bild (s. Abb. 9) wurden lediglich die bekannten tubulären Strukturen mit Paramyxo-Virus-spezifischen Abmessungen gefunden. Das UV-Absorptionsspektrum gab die für das Masern-Virus-Nukleoprotein spezifische Kurve (s. Abb. 5). Darüber hinaus wurde als besonders empfindliches Verfahren die Antikörperbildung im Tierversuch herangezogen. Dabei konnten lediglich Antikörper gegen das Nukleoprotein, nicht aber gegen die Oberflächenantigene nachgewiesen werden. Diese Immunseren hatten keine hämolysininhibierenden und hämagglutinationshemmenden Eigenschaften.

Bei der Sichtung unserer Befunde, die mit den morphologischen und funktionellen Masern-Virus-Antigenen erbracht worden waren, fällt zunächst auf, daß die MS-Patienten ebenso wie die Kontrollpersonen gegen alle Masern-Virus-Antigene Antikörper aufwiesen. Differenzen im relativen Verhältnis der Antikörperspezifitäten zueinander zwischen MS-Patienten und Kontrollen bestanden nicht, wenn man einen Querschnittsvergleich durchführt, zu dem alle MS-Patienten und alle Kontrollpersonen herangezogen wurden (s. Tabelle 10a). Die Antikörperspezifitäten zueinander verhielten sich wie

10:3:1,5:7:5:22:13 für MS-Patienten
und wie
10:3,5:2,2:7:6,8:30:12 für Kontrollpersonen,

wenn man die mit gereinigtem Envelopeantigen in der KBR ermittelten Werte ausnimmt (s. Tabelle 7). Hier muß allerdings angemerkt werden, daß diese Verhältniszahlen keine absoluten Relationen darstellen, sondern lediglich Ergebnisse aus verschiedenen Testsystemen reflektieren, für die die molekularen Verhältnisse der Antigen/Antikörper-Relationen nicht bekannt sind.

Dagegen wurden für alle überprüften Masern-Virus-Antigene — mit Ausnahme des komplementbindenden Envelopeantigens — signifikante Differenzen im Serumantikörperprofil zwischen MS-Patienten und Kontrollpersonen nachgewiesen. Offensichtlich werden daher — eine chronisch-persistierende Infektion vorausgesetzt — alle Untereinheitenantigene des Masern-Virus bei der MS antigenwirksam und nicht nur bestimmte Einzelkomponenten. Da auch hämagglutinationshemmende

Antikörper und Nukleoproteinantikörper sowie auch hämolysininhibierende und neutralisierende Antikörper starke Differenzen zugunsten der MS-Patienten erkennen ließen, scheint die Annahme berechtigt, daß infektiöses Masern-Virus in größerem Ausmaß bei MS-Patienten aktiviert wird als bei Kontrollpersonen.

In diesem Zusammenhang ist auch die Beobachtung von Interesse, daß die Lebensaltersantikörperkurven gegen Hämagglutinin und komplementbindendes Gesamtvirionantigen bei MS-Patienten und Kontrollpersonen einen ganz divergierenden Verlauf zeigen (s. Abb. 13, 14). Während bei den gesunden Personen und bei den neurologisch kranken Patienten ohne MS die Antikörpermittelwerte nach den höheren Altersgruppen immer niedrigere Werte zeigen, weisen die entsprechenden Antikörper bei MS-Patienten einen gegenteiligen Verlauf auf. Bei den MS-Patienten kommt es zu einem kontinuierlichen Anstieg des Antikörpers gegen das Hämagglutinin und das Nukleoprotein und danach erst zu einem Abfall. Auch diese Befunde können nur im Sinne einer ständig wiederkehrenden Immunstimulation durch neugebildetes Masern-Virus interpretiert werden. Daß es sich hierbei um einen masernspezifischen Befund handelt und nicht um ein allgemein humoral stimulatorisches Phänomen, weisen zwingend zwei weitere Beobachtungen aus dieser Arbeit aus:

a) Nur die Antikörperwerte gegen Masern-Virus zeigten einen aszendierenden Kurvenverlauf, nicht aber die Antikörperwerte gegen andere Erreger (s. Abb. 15).
b) Die allgemeine humorale Immunreaktivität bei MS-Patienten − gemessen an der quantitativen Bestimmung von IgG und IgM − nimmt während des Lebensalters bei MS-Patienten wie bei Kontrollpersonen nicht zu, sondern zeigt eher eine abnehmende Tendenz.

Es sei in diesem Zusammenhang erwähnt, daß die MS nach Befunden von Kuwert, Hierholzer und Heuser (unveröffentlichte Versuche 1974) nicht die für Autoimmunerkrankungen zu fordernden humoral-immunpathologischen Befunde zeigt. Nur in einem geringen Prozentsatz der Fälle konnten Antikörper gegen DNS, Kernsubstanzen, körpereigene Gewebe und organspezifische Antigene mit verschiedenen Techniken nachgewiesen werden. Insofern kann es sich bei den erhöhten Masernantikörperwerten auch nicht um ein humoralspezifisches Autoimmunphänomen handeln, wie es von Lucas et al. [298] für verschiedene andere Erkrankungen angenommen wird.

Von besonderem Interesse scheinen uns die Befunde über das konsekutive Auftreten von IgG-Antikörpern gegen einzelne Strukturkomponente des Masern-Virus im Verlaufe der Erkrankung. Wir konnten unter Verwendung von Seren einer jeweils größeren Anzahl von MS-Patienten nachweisen (s. Abb. 18), daß in einem schubförmigen Krankheitsgeschehen zunächst Antikörper gegen das Hämagglutinin des Virus und später im Schub nach 10 bis 14 Tagen Antikörper gegen das Hämolysin sowie gegen das Nukleoprotein (weitere 3−4 Wochen später) ihre höchsten Werte erreichen. Diese Beobachtung konnte im Querschnittsvergleich statistisch signifiziert werden. Bei der Überprüfung der Serumantikörperprofile gegen die Antigene des Masern-Virus bei 12 MS-Patienten, von denen uns im akuten schubförmigen Krankheitsgeschehen mehrere Seren zur Verfügung standen, konnte ebenfalls gezeigt werden, daß die Antikörperbildung gegen Hämolysin und Nukleoprotein nicht konkomittant, sondern − in dieser Reihenfolge − konsekutiv verläuft.

Diese Patienten befanden sich vor der ersten Blutentnahme seit mehr als einer Woche im schubförmigen Krankheitsprozeß, insofern nimmt es nach den Beobachtungen nicht wunder, daß die Antikörper gegen das Hämagglutinin schon titerkonstant waren. Diese Beobachtung über das konsekutive Auftreten der Antikörper gegen verschiedene Strukturen des Masern-Virus kann z. Zt. noch nicht definitiv interpretiert werden. Es wäre aber denkbar, daß bei der Aktivierung eines chronisch latenten Infektes erst nacheinander einzelne Genomanteile des Virus phänotypisch aktiv werden und insofern die einzelnen Antigene nacheinander immunologisch wirksam werden können. Es ist notwendig und erforderlich, diese Beobachtungen an einzelnen Patienten mit verschiedenen Formen der MS und auch mit akuten regulären Masern-Virus-Infektionen unter Anlegung verschiedener Techniken intensiv verlaufsanalytisch immunologisch zu untersuchen.

Unsere Untersuchungen zum Nachweis Masern-Virus-spezifischer Antikörper vom IgM-Charakter, wie sie von Haire et al. [196, 197] sowie Millar et al. [318] unter Anwendung der Immunfluoreszenz nachgewiesen wurden, wurden mit Hilfe von im Saccharosegradienten aufgetrennten Einzelfraktionen der Gesamtseren von mehreren MS-Patienten durchgeführt (s. Tabelle 12). Bei der Auswahl der Seren wurden verschiedene Stadien und Verlaufsformen der MS berücksichtigt. Die Ergebnisse waren durchweg negativ im Sinne einer IgM-Antikörperbildung. Wenn es daher überhaupt im Serum zu einer IgM-Antikörperbildung kommt, dann muß die Antikörperkonzentration sehr gering sein. Möglicherweise eignen sich andere Techniken als die Komplementbindungsreaktion mit gereinigtem Nukleoprotein, der Hämagglutinationshemmungstest oder Hämolysininhibitionstest – diese Techniken wurden von uns eingesetzt – besser zum Nachweis solcher IgM-Antikörper. In Sonderheit sollte hier der direkte und indirekte Neutralisationstest bei zukünftigen Studien verwendet werden. Im Liquor wurde der IgM-Antikörpernachweis nicht versucht.

Von mehreren Autoren [70, 351, 421] wurde immer wieder auf die höheren Prozentsätze an Antikörperträgern und die höheren Antikörperwerte im Liquor der MS-Patienten hingewiesen. Die Autoren bedienten sich bei ihren Versuchen zur Beurteilung der Frage, ob es bei der MS zu einer intrathekalen Antikörperbildung kommt, das Serum-Liquor-Quotienten (Serum-Antikörperwert:Liquor-Antikörperwert). Dabei stellten sie fest, daß die Quotienten für die Masern-Virus-Antikörper bei den MS-Patienten häufiger erniedrigt sind als bei Kontrollpersonen ohne MS. Diese Beobachtung ist ein starker Hinweis für die intrathekale Antikörperbildung gegen das Masern-Virus. Salmi et al. [420] gehen in ihrer Interpretation so weit, daß sie die erhöhten Serumantikörperwerte als Folge der Antikörperbildung im Liquor ansehen. Auch wir konnten für Antikörper gegen das Hämagglutinin und das Nukleoprotein signifikant erniedrigte Serum-Liquor-Antikörperquotienten bei MS-Patienten im Vergleich zu Kontrollpersonen nachweisen. Diese Aussage trifft insbesondere für den Nukleoproteinantikörper zu, so daß der Eindruck einer präferentiellen Antikörperproduktion gegen das Nukleoprotein des Masern-Virus im Subarachnoidalraum entsteht. Möglicherweise werden, bei einer latenten Masern-Virus-Infektion, im Zentralnervensystem hauptsächlich defekte Viruspartikel von Nukleoproteincharakter gebildet und mit einer Antikörperproduktion beantwortet, wie es auch von Salmi et al. [420] angenommen wird.

Diese Befunde wurden flankiert durch die Charakterisierung intakter Bluthirnschrankenverhältnisse. Als Parameter wurde dabei der Serum-Liquor-Albuminquotient verwendet, der keine signifikanten Differenzen zwischen MS-Patienten und „liquorgesunden" Kontrollpersonen erkennen ließ (Abb. 22). Parallel zu dem erhöhten Antikörperwert wurden auch erhöhte IgG-Werte im Liquor nachgewiesen — ein Befund, der die intrathekale Antikörperbildung korroboriert.

Jersild et al. [240] haben an einer kleinen Zahl von MS-Patienten, von denen der hämagglutinationshemmende Serumantikörper bestimmt wurde, angeblich signifikant höhere Antikörperwerte bei solchen MS-Patienten gefunden, bei denen auch die HLA-Antigene A3, B7 sowie B18 vorkamen. Diese Befunde wurden von unserer Arbeitsgruppe [49] sowie von Norrby (persönliche Mitteilung, 1976) an einem weitaus größeren Patientengut nicht bestätigt. Da in der Literatur der Befund von Jersild et al. [240] immer wieder als beweisend für eine Korrelation von HLA-Antigenen mit Immunreaktionen bei der MS angeführt wird, haben wir noch einmal in der vorliegenden Arbeit — diesmal unter Verwendung von Untereinheiten und verschiedenen Techniken zum Nachweis der Masern-Virus-Antikörper — versucht, eine Korrelation im eingangs erwähnten Sinne aufzuzeigen.

Dieser Versuch erbrachte unter Berücksichtigung jedmöglicher Kombination zwischen Einzel-HLA-Antigenen Loci A und B und Haplotypen sowie den verschiedenen Masern-Virus-Untereinheiten-spezifischen Antikörpern keine signifikanten Differenzen. Der humorale Masern-Virus-Antikörper stellt demnach keinen Maßstab für die Erklärung einer aberranten Immunreaktivität, die genetisch bedingt ist, dar. Allerdings muß hier einschränkend vermerkt werden, daß die Problematik erst dann gänzlich negativ entschieden werden kann, wenn auch zwischen Liquorantikörpern und HLA-Konstellationen keine positive Korrelation beobachtet werden kann.

Unsere Untersuchungen haben keinen Hinweis auf einen eventuellen Befund des Parainfluenza-I-Virus zur MS erbracht (s. Tabelle 7), wie er von ter Meulen et al. [472] postuliert wurde. Es wurden weder Antikörper gegen Hämagglutinin, Nukleoprotein, Hämolysin, Neuraminidase oder auch Gesamtvirion des Parainfluenza-I-Virus unterschiedlich zwischen MS-Patienten und Kontrollpersonen gefunden, noch waren Liquorantikörper gegen die genannten Antigene nachweisbar. Es dürfte sich daher in Zukunft erübrigen, das Parainfluenza-I-Virus für die Ätiologie der MS einzustufen, zumal auch andere Autoren [282] und neuerdings auch die Arbeitsgruppe um ter Meulen (pers. Mitteilung, 1977) keinen stringenten Beweis für die Parainfluenza-I-Ätiologie beibringen konnten.

Am Rande sei erwähnt, daß der Versuch eines Antikörpernachweises gegen Tollwut-Virus bei MS-Patienten in jedem Falle negativ verlief. Die früher berichtete Isolierung eines Lyssa-ähnlichen Agens von Patienten in Rußland [305], auf der dann die berühmten Therapieversuche mit dem „Schublaze"-Serum aufbauten, dürften damit ebenfalls ein Zufallsbefund ohne Bezug zur MS sein.

Die Frage ergibt sich nun, wie die hier erhobenen Befunde von einer möglichen Bedeutung des Masern-Virus für die Ätiologie der MS in Korrelation zu der Slow-Virus-Hypothese der Entstehung der Erkrankung zu setzen sind. Zunächst seien noch einmal die Kriterien einer Slow-Virus-Infektion für die MS spezifiziert: Nach Sigurdsson [437] ist ein wesentliches Charakteristikum dafür eine außergewöhnlich lange Inkubationszeit. Dieses Kriterium ist für die MS erfüllt, wenn man davon ausgeht, daß die Infektion vor dem 15. Lebensjahr erfolgt und die Erkrankung erst 5–20 Jahre später ausbricht.

Als weiteres Kriterium ist die Speziesgebundenheit der Infektion und — weiter eingeengt — die Rassegebundenheit — also die genetische Komponente — der Slow-Virus-Infektion zu nennen. Auch dieses Kriterium ist für die MS erfüllt. Die MS ist eine spezifische Erkrankung des Menschen und innerhalb der Spezies Mensch hauptsächlich an die weiße nordeuropäische und nordamerikanische Bevölkerung gebunden. Die Bedeutung der genetischen Faktoren wurde nicht zuletzt durch die HLA-Antigen-Forschung materiell belegt [51, 63, 239].

Ein weiteres Merkmal ist die Organspezifität. Die MS spielt sich im Zentralnervensystem ab und erfüllt mithin auch dieses dritte Kriterium der selektiven Organotropie.

Das vierte Kriterium ist der langsam fortschreitende, aber in jedem Fall fatale Ablauf der Erkrankung. Es unterliegt keinem Zweifel, daß die MS zumindest in ihrer progredienten Phase auch dieses Kriterium erfüllt.

Unter Anlegung dieser Kriterien und unter Berücksichtigung unserer eigenen Befunde ist folgende Entstehung der MS denkbar: Die Infektion durch das Masern-Virus oder durch ein eng verwandtes Virus erfolgt im ersten Lebensdezennium. In Abhängigkeit vom immungenetischen Hintergrund der infizierten Person kommt es entweder zur vollständigen Immuneleminierung des Erregers mit der Folge der Selbstlimitierung der Erkrankung ohne Entwicklung einer MS oder aber zur Induktion eines chronischen latenten Infektes, der sich subklinisch insbesondere im Zentralnervensystem abspielt. Die Folge hiervon wäre eine Autoantigenisierung, z. B. durch Einbau Masern-Virus genomkodierter Antigene in die Oberfläche der Oligodendrogliazellen. Die Ermöglichung der Überschreitung der Bluthirnschranke für immunkompetente Zellen oder auch für humorale Antikörper und Komplement, wie sie aus den verschiedensten Gründen auftreten kann, würde das sterische Gefüge des Zentralnervensystems im Sinne einer akuten Entmarkung entscheidend beeinflussen und zu reaktiv entzündlichen Vorgängen führen. Das Masern-Virus-Antigen mußte allerdings — entsprechend den pathologischen Alterationen dieser Erkrankung — arealmäßig unterschiedliche — also disseminiert — verteilt sein.

Als weitere Hilfshypothese wäre zu fordern, daß dieser besondere Infektionsstatus im Sinne einer endosymbiotischen Beziehung zwischen Virus und infizierter Zelle [276] sich nicht im Zentralnervensystem generalisiert, sondern in „patch"-förmiger Ausbildung erhalten bleibt. Die Zyklizität bei schubförmigem Krankheitsverlauf der MS wäre durch eine zunehmende und wieder abnehmende Aktivierung des Immunsystems zwanglos zu erklären [396].

Daß das Masern-Virus eine besondere Affinität zum Zentralnervensystem hat, zeigt die Abklärung der Ätiologie der SSPE auf [202, 471]. Die in dieser Arbeit vorgelegten Befunde weisen eine besondere Beziehung des Masern-Virus und seiner Untereinheiten zur MS unter den mitteleuropäischen, epidemiologischen und kinetischen Gegebenheiten auf. Ob jedoch diese „besondere Beziehung" im Sinne einer ätiologischen Zuordnung verstanden werden darf, muß weiterhin offenbleiben.

9.9 Zusammenfassung

Die vorliegende Arbeit befaßt sich mit der Bestimmung von Virusantikörpern in Serum und Liquor von MS-Patienten und Kontrollpersonen unter besonderer

Berücksichtigung der Antikörperbefunde, die mit morphologischen und funktionellen Untereinheiten des Masern- und Parainfluenza-I-Virus erhoben werden konnten. Einleitend wird die Problemstellung, nämlich der ätiologische Bezug eines möglichen viralen Agens zur MS, anhand epidemiologischer Gesichtspunkte (Einwandererstudien, Prävalenzraten) aufgezeigt. Ferner wird auf virusbedingte Erkrankungen von paradigmatischem Wert für die MS hingewiesen. Die bisher vorliegenden Versuche zum Nachweis einer Virus-Ätiologie der MS, die sowohl den direkten Versuch der Charakterisierung eines potentiellen viralen Agens zum Ziele haben als auch einen viralen Bezug zur MS über seroepidemiologische Versuche zur Antikörperbestimmung beinhalten, werden referiert.

Die serologischen Untersuchungen wurden an insgesamt 1275 Probanden vorgenommen, die – je nach Fragestellung der Untersuchung – in verschiedene Gruppen eingeteilt wurden. 564 von ihnen waren an MS erkrankt, 266 hatten andere neurologische Erkrankungen als MS und 445 waren klinisch gesund. Im einzelnen wurden Antikörper gegen 21 Virusarten bestimmt. Neben Antigenen von Vertretern der Paramyxo-Virus-Gruppe (Masern, Parainfluenza I–III, Mumps, Respiratory-Syncytial-Virus), der Herpes-Gruppe (Herpes simplex, Varicella-Zoster, Epstein-Barr, Zytomegalie) wurden auch Influenza-Virus-Stämme und Polio-Virus-Typen sowie das Virus der Frühsommer-Meningoencephalitis und der Lymphozytären Choriomeningitis, das Tollwut-, Röteln- und Adeno-Virus berücksichtigt. Vom Masern-Virus wurden verschiedene Hämagglutinationspräparationen (großes, natives kleines und Tween-Äther-gespaltenes Hämagglutinin), gereinigtes Nukleoprotein (NP) und komplementbindendes Envelopeprotein sowie als funktionelle Einheit das Hämolysin verwendet. Vom Parainfluenza-I-Virus lagen das partiell gereinigte Gesamtvirion, das gereinigte Nukleoprotein und das komplementbindende Envelopeprotein vor. Ferner wurden die Antikörper gegen das Hämolysin und die Neuraminidase des Parainfluenza-I-Virus bestimmt. An serologischen Testsystemen kamen der Hämagglutinationshemmungstest (HHT), die Komplementbindungsreaktion (KBR), der Neutralisationstest (NT), der Enhancement-Neutralisationstest, der komplementabhängige Neutralisationstest, die indirekte Fluoreszenz, der Hämolysininhibitionstest (HLI) und der Neuraminidaseinhibitionstest (NIT) zur Anwendung.

Folgende Ergebnisse wurden erzielt:

9.9.1 In den Seren von 787 Probanden (312 MS-Patienten, 368 gesunde Personen, 107 neurologisch Kranke ohne MS) wurden Antikörper gegen insgesamt 27 Antigene von 21 DNS- und RNS-Viren gemessen. Gegen 24 von 27 eingesetzten Virusantigenen konnte im Antikörperprofil kein Unterschied zwischen MS-Patienten und Kontrollgruppen gefunden werden. Signifikant höhere Werte hatten die MS-Patienten nur gegen das komplementbindende Gesamtvirion und das Hämagglutinin (HA) des Masern-Virus sowie gegen das HA des Mumps-Virus.

9.9.2 Im Serum von 303 Probanden (143 MS-Patienten, 160 neurologisch kranke Patienten ohne MS) wurden Antikörper gegen 3 verschiedene Präparate des Masern-Virus-HA mit Hilfe des HHT, gegen gereinigtes NP, Envelopeantigen und Gesamtvirionantigen in der KBR, ferner im NT und HLI Masern-Virus-spezifische Antikörper bestimmt. Mit Ausnahme des komplementbindenden Envelopeantigens

konnten mit allen Masern-Virus-Untereinheitenantigenen signifikante Differenzen
zwischen MS-Patienten und Kontrollpersonen festgestellt werden.

Die Verwendung von Untereinheitenantigenen des Parainfluenza-I-Virus
erbrachte dagegen in keinem Versuchsansatz eine signifikante Differenz der Serumantikörper zwischen MS-Patienten und Kontrollpersonen.

9.9.3 Bei insgesamt 473 Probanden wurde der Serumantikörpergehalt in Abhängigkeit von Lebensalter und Krankheitsdauer unter Berücksichtigung von Hämagglutinin und Gesamtvirion von Masern-, Parainfluenza-I- und Mumps-Virus in HHT
und KBR bestimmt. Während bei gesunden Personen und neurologisch kranken
Patienten ohne MS die Antikörpermittelwerte mit zunehmendem Lebensalter eher
abfielen, kam es bei den MS-Patienten vom 20. bis 45. Lebensjahr an zu einem deut-
lichen Anstieg. Ein solcher Anstieg der Masern-Virus-Antikörper konnte auch in
Abhängigkeit von der Krankheitsdauer nachgewiesen werden.

9.9.4 Beim Vergleich der Titerverteilung von MS-Patienten mit verschiedenen Verlaufsformen gegen Antigene von Varicella-, Röteln-, Parainfluenza-I-, Mumps- und
Masern-Virus konnte lediglich für komplementbindende Masern-Virus-Antikörper
gegen Gesamtvirion zwischen den einzelnen Patientengruppen eine signifikante Differenz gefunden werden. Patienten mit schubförmiger Progredienz der Erkrankung
hatten die höchsten Werte.

145 MS-Patienten wurden nach verschiedenen Erkrankungsphasen der MS
unterteilt und auf das Vorhandensein von Serumantikörpern gegen Untereinheiten
von Masern- und Parainfluenza-I- sowie gegen Polio-Virus Typ I quantitativ untersucht. Es konnte festgestellt werden, daß die Antikörper gegen das Hämolysin und
das Nukleoprotein des Masern-Virus während eines akuten Schubes im Abstand von
1–3 Wochen ihre höchsten Werte nacheinander erreichen. Dieser Antikörperverlauf
wurde auch bei Einzelpersonen beobachtet und nur für das Hämolysin und das
Nukleoprotein des Masern-Virus nachgewiesen.

9.9.5 Masern-Virus-spezifische Antikörper von IgM-Charakter wurden in Seren von
18 MS-Patienten, deren Seren in Saccharosegradienten aufgetrennt wurden, nicht
nachgewiesen.

9.9.6 Bei insgesamt 289 Probanden wurden auch im Liquor- und gleichzeitig im
Serum- gegen Untereinheiten von Masern- und Parainfluenza-I-Virus Antikörper
bestimmt. Unter Verwendung von Masern-Virus-Untereinheiten ergaben sich signifikante Antikörperdifferenzen zwischen MS-Patienten und Kontrollpersonen zugunsten der MS-Patienten. Die größten signifikanten Differenzen wurden bei Verwendung von komplementbindendem Masern-Virus-Antigen (Gesamtvirion, Nukleoprotein) beobachtet.

9.9.7 Durch Bestimmung des Serum-Liquor-Quotienten wurde die intrathekale
Antikörperbildung geprüft. Neben einem erniedrigten Quotienten für IgG konnte
auch bei der Antikörperbestimmung gegen die Masern-Virus-Antigene „Hämagglutinin" und „Nukleoprotein" ein erniedrigter Serum-Liquor-Quotient häufiger

beim MS-Patienten als bei neurologisch kranken Kontrollpersonen beobachtet werden.

9.9.8 Für die Bewertung des Einflusses bestimmter HLA-Antigene auf die Antikörperbildung wurden 110 MS-Patienten und 75 Kontrollpersonen untersucht. Bei der Auswertung wurden folgende HLA-Antigene berücksichtigt: HLA-A3; HLA-B7; HLA-A3, B7; HLA-B18; HLA-Bw35; HLA-A2; HLA-B12; HLA-Bw15; HLA-A2, B12. Die erhöhte Antikörperbildung gegen das Masern-Virus und dessen Untereinheiten bei MS-Patienten im Vergleich zu Kontrollpersonen war nicht mit denjenigen HLA-Antigenen assoziiert, die bei der MS höhere oder niedrigere Prozentwerte aufweisen als in der Normalbevölkerung.

Mit diesen Untersuchungen konnte nachgewiesen werden, daß die Antikörperbildung gegen Antigene des Masern-Virus im Laufe des Lebens zwischen MS-Patienten und Kontrollpersonen divergiert, daß im Verlaufe der Erkrankung ausschließlich Masern-Virus-Antikörper ansteigen und daß im Verlaufe eines Schubes ein Konsekutivverlauf der Antikörperbildung gegen Nukleoprotein und Hämolysin des Masern-Virus zu beobachten ist.

Das Masern-Virus kann dementsprechend bei weiteren Untersuchungen und Hypothesen zur Entstehung der Multiplen Sklerose nicht außerhalb der Betrachtung bleiben.

Literatur

1. Acheson ED (1968) Epidemiology. In: McAlpine D, Lumsden CE, Acheson ED (eds) Multiple sclerosis: A reappraisal. Livingstone, Edinburgh
2. Adams EK, Blacklock JWS, Dunlop EM, Scott EH (1923) An investigation into pathogenesis of disseminated sclerosis. Q J Med 17:192
3. Adams JM, Baird C, Filloy L (1966) Inclusion bodies in measles encephalitis. J Amer Med Ass 195:290
4. Adams JM (1967) Measles antibodies in patients with multiple sclerosis. Neurology (NY) 17:707
5. Adams JM, Imagawa DT (1962) Measles antibodies in multiple sclerosis. Proc Soc Exp Biol Med 111:562
6. Adams JM, Brooks MB, Fisher ED, Tyler CS (1970) Measles antibodies in patients with multiple sclerosis and with other neurological and non-neurological diseases. Neurology (NY) 20:1039
7. Agnarsdottir G (1977) Subacute sclerosing panencephalitis. Recent Adv Clin Virol 1:21
8. Albano A, De Donato S, Jaschik M (1971) Die Anwendung von Antiglobulinseren zum Nachweis und zur Titerbestimmung neutralisierender Poliomyelitisantikörper. Zentralbl Bakteriol Hyg [A] 217:141
9. Al-Agidi SK, Roberts DF (1979) Serum immunglobulin levels in multiple sclerosis in orkney. Acta Neurol Scand 60:320
10. Allison RS (1963) Some neurological aspects of medical geography. Proc R Soc Med 56:71
11. McAlpine D, Lumsden C, Acheson ED (1972) Multiple sclerosis. A reappraisal, 2nd edn. Livingstone, London
12. Alter M (1968) Etiologic considerations based on the epidemiology of multiple sclerosis. Am J Epidemiol 88:318
13. Alter M, Halpern L, Kurland LT, Bornstein B, Leibowitz U, Silberstein J (1962) Multiple sclerosis in Israel. Prevalence among immigrants and native inhabitants. Arch Neurol 7:253
14. Alter M, Leibowitz U, Speer J (1966) Risk of multiple sclerosis related to age at immigration to Israel. Arch Neurol 15:234
15. Alter M, Harshe M, Anderson VE, Emme L, Yunis EJ (1976) Genetic association of multiple sclerosis and the HLA determinants. Neurology (NY) 26:31
16. Alter M, Cendrowski W (1976) Multiple sclerosis and childhood infections. Neurosci Behav Physiol 26:201
17. Alter M, Quevedo J (1979) Genetic segregation of multiple sclerosis and histocompatibility (HLA) haplotypes. J Neurol 222:67
18. Amiel JL (1967) Study of the leucocyte phenotypes in Hodgkin's disease. In: Curtoni ES, Mattuiz PL, Tosi RM (eds) Histocompatibility Testing 1967. Munksgaard, Kopenhagen
19. Ammitzbøll T, Clausen J, Fog I (1972) Measles antibody in serum of multiple sclerosis patients, their children, siblings and parents. Acta Neurol Scand [Suppl] 51:365
20. Ammitzbøll T, Clausen J (1972) Measles antibody in serum of multiple sclerosis patients, their children, siblings and parents. Acta Neurol Scand 48:47
21. Angulo IJ, Pimenta-De-Campos E, De Sablez-Gomez LF (1964) Postvaccinal meningoencephalitis; isolation of the virus from the brain. J Am Med Ass 187:151
22. Ansari KA, Yokoyama MM, Rand A (1976) Circulating IgE, allergy and multiple sclerosis. Acta Neurol Scand 59:39
23. Appel MJ, Glickman LT, Raine CS, Tourtellotte WW (1981) Canine viruses and multiple sclerosis. Neurology (NY) 31:944

24. Armstrong RW, Merigan TC (1971) Varicella Zoster Virus. Interferon production and comparative interferon sensitivity in human cell cultures. J Gen Virol 12:53
25. Arnadottir T (1980) Measles and canine distemper virus antibodies in patients with multiple sclerosis determined by radioimmunoassay. Acata Neurol Scand 62:81
26. Arnadottir T, Reunanen M, Meurman O, Salmi A, Panelius M, Halonen P (1979) Measles and rubella virus antibodies in patients with multiple sclerosis. A longitudinal study of serum and CSF specimens by radioimmunoassay. Arch Neurol 36:261
27. Arnason BGW, Fuller TC, Lehrich JR, Wray SH (1974) Histocompatibility types and measles antibodies in multiple sclerosis and optic neuritis. J Neurol Sci 22:419
28. Arnason BGW, Antel J (1978) Suppressor cell function in multiple sclerosis. Ann Immunol (Paris) 129:159
29. Atanasiu P (1973) Quantitative assay and potency test of antirabies serum and immunoglobulin. In: Kaplan MM, Koprowski H (eds) Laboratory techniques in rabies, Monograph Series No 23. World Health Organization, Geneva, p 314
30. Aulakh GS, Albrecht P, Tourtellotte WW (1980) Search for cytomegalovirus and herpes simplex virus genetic information in multiple sclerosis. Neurology (NY) 30:530
31. Baasch E (1965) 1. Theoretische Überlegungen zur Ätiologie der Sclerosis multiplex. Die Multiple Sklerose, eine Quecksilberallergie? Arch Neurol Neurochir Psychiatr 98:1
32. Bach MA, Phan-Dinh Tuy F, Tournier E, Chatenoud L, Bach JF, Martin C (1980) Deficit of suppressor T-cells in active multiple sclerosis. Lancet II:1221
33. Bammer H (1960) Felduntersuchungen über die Verbreitung der Multiplen Sklerose im Spessart und dem benachbarten Siedlungsraum. Münch Med Wochenschr 102:1115
34. Bammer H (1966) Liquor complement and multiple sclerosis. Dtsch Z Nervenheilk 188:271
35. Barbanti-Brodano G, Oyanagi S, Katz M, Koprowski H (1970) Presence of two different viral agents in brain cells of patients with subacute sclerosing panencephalitis. Proc Soc Exp Biol Med 134:230
36. Barbosa HL, Fucillo DA, London WT, Jabbour JT, Zeman W, Sever JL (1969) Isolation of measles virus from brain cell cultures of two patients with subacute sclerosing panencephalitis. Proc Soc Exp Biol Med 132:272
37. Barna BP, Goren H, Jacobs B, Conomy J, Deodhar SD (1981) Analysis of leukocyte adherence to measles-infected cells in multiple sclerosis. Ann Neurol 9:28
38. Baringer JR, Swoveland P (1973) Recovery of herpes simplex virus from human trigeminal ganglios. N Engl J Med 288:648
39. Bauer HJ (1970) Multiple Sklerose: Grundlagen und Hypothesen der modernen Ursachenforschung. Z Neurol 198:5
40. Bauer HJ (1980) Experimental models in demyelinating disease, 647. In: Bauer HJ, Poser S, Ritter G (eds) Progress in multiple sclerosis research. Springer, Berlin Heidelberg New York
41. Bauer HJ (1980) IMAB-Enquëte concerning the diagnostic criteria for MS, 555. In: Bauer HJ, Poser S, Ritter G (eds) Progress in multiple sclerosis research. Springer, Berlin Heidelberg New York
42. Behr C (1924) Zur Entstehung der Multiplen Sklerose. Münch Med Wochenschr 71:633
43. Benacerraf B, McDevitt HO (1972) Histocompatibility linked immune response genes. Science 175:273
44. Benczur M, Petrányi G Gy, Pálffy Gy, Varga M, Tálas M, Kotsy B, Földes I, Hollán SR (1980) Dysfunction of natural killer cells in multiple sclerosis: A possible pathogenetic factor. Clin Exp Immunol 39:657
45. Bertrams J, Kuwert E (1972) HL-A antigen frequencies in multiple sclerosis. Eur Neurol 7:74
46. Bertrams J (1974) Untersuchungen genetischer Polymorphismen bei Patienten mit Multipler Sklerose unter besonderer Berücksichtigung der Histocompatibilitäts-(HL-A)-Antigene. Habilitationsschrift, Universität Essen
47. Bertrams J (1978) Immunogenetical aspects of multiple sclerosis with special regard to the HLA-histocompatibility system. Boll Ist Sieroter Milan 56:506
48. Bertrams J, Kuwert E (1972) HL-A antigen frequencies in multiple sclerosis. Eur Neurol 7:74
49. Bertrams J, Fisenne E von, Höher PG, Kuwert E (1973) Lack of association between HL-A antigens and measles antibody in multiple sclerosis. Lancet II:441
50. Bertrams J, Höher PG, Kuwert E (1974) HL-A-Antigens in multiple sclerosis. Lancet I:1287

51. Bertrams HJ, Kuwert EK (1976) Association of histocompatibility haplotype HLA-A3-B7 with multiple sclerosis. J Immunol 5:1906
52. Bertrams HJ, Opferkuch W, Grosse-Wilde H, Luboldt W, Schuppien W, Kuwert EK (1976) C2-hypocomplementaemie in multiple sclerosis. Lancet II:1358
53. Bertrams HJ, Grosse-Wilde H, Kuwert EK (1981) Normal distribution of factor B (Bf) allotypes in multiple sclerosis. J Neuroimmunol 1:137
54. Birley JL, Dudgeon LS (1921) A clinical and experimental contribution to the pathogenesis of disseminated sclerosis. Brain 44:150
55. Black FL (1962) Measles antibody prevalence in diverse populations. Am J Dis Child 103:242
56. Bodechtel G, Guttmann E (1931) Diffuse Encephalitis mit sklerotisierender Entzündung des Hemisphärenmarkes. Z Gesamte Neurol Psychiatr 133:601
57. Bogaert L van (1945) Une leucencèphalite sclerosante subaigue. J Neurol Neurosurg Psychiatry 8:101
58. Bollengier F, Mahler A, Clinet G, Lowenthal A (1978) Multiple sclerosis: oligoclonal IgG, Kappa-Lambda light chain distribution and measles antibodies in brain extracts. Brain Res 152:133
59. Bollengier F, Mahler A (1979) Measles antibodies and Kappa-Lambda light chain distribution in immunoglobulins of patients with multiple sclerosis. J Neurol 220:105
60. Bollengier F, Mahler A, Clinet G (1981) Measles antibodies, Kappa-Lambda light chain distribution and immunglobulins in serum, cerebrospinal fluid and brain of a patient affected with multiple sclerosis. J Neurol 255:135
60a. Bornstein MB, Appel SH (1965) Tissue culture studies of demyelination. Ann NY Acad Sci 122:280
61. Bouteille M, Fontaine C, Vedrenne Et C, Delarue J (1965) Sur un cas d'encéphalite subaigue á inclusions. Etude anatomochimique et ultrastructurale. Rev Neurol (Paris) 113:454
62. Brautbar C, Alter M, Kahana E (1976) HLA antigens in multiple sclerosis. Neurology (NY) 26:50
63. Brautbar C, Cohen I, Kahana E, Alter M, Jorgensen F, Lamm L (1977) Histocompatibility determinants in Israeli jewish patients with multiple sclerosis. Tissue Antigens 10:291
64. Brautbar C, Amar A, Cohen I, Kahana E, Cohen T, Bloch D, Grosse-Wilde H, Alter M (1982) Histocompatibility (HLA) antigens and multiple sclerosis in Israelis. Isr J Med Sci 18:631
65. Brautbar C, Amar A, Cohen N et al (1982) HLA-D typing in multiple sclerosis: Israelis tested with European homozygous typing cells. Tissue Antigens 19:189
66. Brinkman CJJ, Nillesen WM, Hommes OR (1983) T-cell subpopulations in blood and cerebrospinal fluid of multiple sclerosis patients: Effect of cyclophosphamide. Clin Immunol Immunopathol 29:341
67. Brody JA (1972) Epidemiology of multiple sclerosis and a possible virus aetiology. Lancet II:173
68. Brody JA, Sever JL, Henson TE (1971) Virus antibody titers in multiple sclerosis patients, siblings and controls. J Am Med Ass 216:1441
69. Brody JA, Sever JL, Edgar A, McNew J (1973) Measles antibody titers of multiple sclerosis patients and their siblings. Neurology (NY) 22:492
70. Brown P, Cathala F, Gajdusek DC, Gibbs CJ (1971) Measles antibodies in the cerebrospinal fluid of patients with multiple sclerosis. Proc Soc Exp Biol Med 137:956
71. Brown P, Cathala F, Gajdusek DC (1973) Further studies of viral antibodies in the cerebrospinal fluid of patients with multiple sclerosis. Vaccinia and Para-influenza type A. Proc Soc Exp Biol Med 143:828
72. Bullock WE (1913) The experimental transmission of disseminated sclerosis to rabbits. Lancet II:1185
73. Burch PRJ, Rowell NR (1965) Systemic lupus erythematosus. Etiological aspects. Am J Med 38:793
74. Burch PRJ, Burwell RG, Rowell NR (1965) Aetiology of multiple sclerosis. Br Med J [Clin Res] 13:723
75. Burks JS, DeVald BL, Jankovsky LD, Gerdes JC (1980) Two coronaviruses isolated from central nervous systems tissue of two multiple sclerosis patients. Science 209:933
76. Burnet FM, Fenner F (1949) The production of antibodies, 2nd edn. Macmillan, Melbourne

77. Burnet FM (1968) Measles as an index of immunological function. Lancet II:610
78. Bychkowa EN (1964) Isolation of viruses from patients with encephalomyelitis and multiple sclerosis. Vopr Virusol 9:173
79. Caputo D, Bisaccia G, Sabbadini MG, Zibetti A (1977) HLA-A3 linked C3 deficiency in multiple sclerosis. Boll Ist Sieroter Milan 56:260
80. Caputo D, Ferrante P, Fasan M, Procaccia S (1981) Measles antibodies in multiple sclerosis patients. Boll Ist Sieroter Milan 60:57
81. Carp RI, Licursi PC, Merz PA, Merz GS (1972) Decreased percentage of polymorphonuclear neutrophils in mouse peripheral blood after inoculation with material from multiple sclerosis patients. J Exp Med 136:618
82. Carp RI, Merz PA, Licursi PC, Merz GS (1973) Replication of the factor in scrapie material that causes a decrease in polymorphonuclear neutrophils. J Infect Dis 128:256
83. Carp RI, Merz GS, Licursi PC (1974) Reduced cell yields of mouse cell line culture after exposure to homogenates of multiple sclerosis tissues. Infect Immun 9:1001
84. Carp RI, Licursi PC, Merz PA (1977) Multiple sclerosis associated agent. Lancet II:814
85. Carswell R (1838) Pathological anatomy. Illustrations of the elementary forms of disease. Kap Atrophy Pl 4, FU Longman, Orme, Brown, Green and Longman
86. Casey BR, Wong ST, Mason AJ, Lee R, Ford HC (1981) The electrophoretic demonstration of unique oligoclonal immunoglobulins in cerebrospinal fluid as a diagnostic test for multiple sclerosis. Clin Chim Acta 114:187
87. Catalano LW (1972) Herpes virus hominis antibody in multiple sclerosis and amyotrophic lateral sclerosis. Neurology (NY) 22:473
88. Castaigne P, Cathala F, Chateau AF, Schuller E, Colomb P, Baylet R, Girard P, Dumas N (1973) Les anticorps de rougeole du serum et du LCR. Nouv Presse Méd 2:895
89. Cendrowski W, Polna I, Niedzielska K (1972) Preliminary report: Hemagglutination inhibition measles antibody in the cerebrospinal fluid of patients with multiple sclerosis. Z Neurol 203:255
90. Cendrowski W (1972) Measles virus infection and presence of measles antibodies in patients with multiple sclerosis and their relatives. New Neurochir Pol 6:345
91. Cestan R et Geraud (1934) De al sclèrose en plaques aigue. Nouvelle observation anatomo-chimique; Experimentation (1). Ann Med Psychol (Paris) 35:161
92. Channok RM (1969) Parainfluenza viruses. Lenette, Schmidt: Diagnostic procedures for viral and rickettsial infections, 4th edn. Am Publ Health Ass
93. Charcot JM (1872) Lecons sur les maladies du systeme nerveux. Delahaye, Paris
94. Charcot JM (1880) Lecons sur les maladies du systeme nerveux, 4. Delahaye, Paris
95. Ciongoli AK, Lisak RP, Zweimann B, Koprowski H, Waters D (1976) In vitro cellular responsiveness in multiple sclerosis patients to a purified measles virus nuclear core and to other viral antigens. J Neurol Sci 28:331
96. Clark SKR, Saynor R (1959) Hemagglutination-inhibition tests against CA-virus. Arch Virol 9:288
97. Claude H, Alajounanine T (1924) Sclérose en plaques avec evolutivé ayant d'terminé un syndrome de myelité aigue ascendante. Bull Mem Soc Hôp de Paris 48:609
98. Clements JE, Pedersen FS, Narayan O, Haseltine WA (1980) Genomic changes associated with antigenic variation of visna virus during persistent infection. Proc Natl Acad Sci (USA) 77:4454
99. Cole GA, Pendergast RA, Henrey CS (1972) In vitro correlates of LCM virus induced immunity and immunopathology, 3rd Symp. Heinrich-Pette Institute, Hamburg. Springer, Berlin Heidelberg New York
100. Collins I, Noguchi H (1923) An experimental study of multiple sclerosis. J Am Med Ass 81:2109
101. Compmans RW, Holmes KV, Dales S, Choppin PW (1966) An electron microscopic study of moderate and virulent virus-cell interaction of the parainfluenza virus SV5. Virology 30:411
102. Compston DA, Batchelor JR, McDonald WI (1976) B-Lymphocyte alloantigens associated with multiple sclerosis. Lancet II:1261
103. Conolly JH, Allen IV, Hurwitz LJ, Millar JHD (1967) Measles-virus antibody and antigen in subacute sclerosing panencephalitis. Lancet I:542

104. Cook SD, Dowling PC (1977) A possible association between house pets and multiple sclerosis. Lancet I:980
105. Cook SD, Dowling PC, Russell WC (1978) Multiple sclerosis and canine distemper virus. Lancet I:605
106. Cook SD, Pertschuk LP, Gupta JK, Kim DS (1978) Jejunal viral antigen in multiple sclerosis and amyotrophic lateral sclerosis. Adv Ophthalmol 100:627
107. Cook SD, Dowling PC, Russell WC (1979) Neutralizing antibodies to canine distemper and measles virus in multiple sclerosis. J Neurol Sci 41:61
108. Cook SD, Dowling PC, Norman J, Jablon S (1979) Multiple sclerosis and canine distemper in Iceland. Lancet I:380
109. Cook SD, Gudmundsson G, Benedikz J, Dowling PC (1980) Multiple sclerosis and distemper in Iceland 1966–1978. Acta Neurol Scand 61:244
110. Cook SD, Dowling PC, Prineas JW, Hall WW (1981) A radioimmunoassay search for measles and distemper antigens in subacute sclerosing panencephalitis and multiple sclerosis brain tissues. J Neurol Sci 51:447
111. Cooper NR, Jensen FC, Welsh RM, Oldstone MBA (1976) Lysis of RNA tumor viruses by human serum: Direct antibody in dependent triggering of the classical complement pathway. J Exp Med 144:970
112. Cremer NE, Johnson KP, Fein G, Likosky WH (1979) Cytotoxic antibody to cells infected with measles virus in serum and cerebrospinal fluid of multiple sclerosis and control patients. J Clin Microbiol 9:716
113. Cremer NE, Johnson KP, Fein G, Likosky WH (1980) Comprehensive viral immunology of multiple sclerosis. II. Analysis of serum and CSF antibodies by standard serologic methods. Arch Neurol 37:610
114. Cruveilhier J (1835–1842) Anatomie pathologique du corps humaine. Vol 2, Planche 2, 32 Livraison, 19. Vol 2, Planche 5, 38 Livraison, 1. JB Bailliére, Paris
115. Cuille J, Chelle PL (1936) La maladie dite tremblante du mouton est elle inoculable? CR Acad Sci 203:1552
116. Cunningham-Rundles S, Dupont B, Posner JB, Hansen JA, Good RA (1977) In vitro lymphocyte transformation of MS patients to paramyxovirus antigens. Acta Neurol Scand 55:145
117. Daniel P, Chang C (1962) Etude d'une lignée de cellules KB infectées chroniquement par le virus parainfluenza type 3. I. Aspects de la production virale. Can J Microbiol 8:709
118. Daniel P (1972) Profil virologique de la sclérose en plaques. Etude des anticorps viraux fixant le complément. Nouv Presse Méd 1:1939
119. Dausset J (1958) Iso-leuco-anti corps. Acta Haematol 20:156
120. Dausset J (1977) Biologic role of the HLA-system—HLA complex in human biology in the light of associations with disease. Transplant Proc 9:523
121. Dausset J, Svejgaard A (1976) HLA and disease. Munksgaard, Kopenhagen
122. Dawson JR (1933) Cellular inclusions in cerebral lesions of lethargic encephalitis. J Path 9:7
123. Dean G (1967) Annual incidence, prevalence and mortality of multiple sclerosis in white South African-born and in white immigrants to South Africa. Br Med J 17:724
124. Dean G, Kurtzke JF (1971) On the risk of multiple sclerosis according to age at immigration to South Africa. Br Med J 3:725
125. Degré M, Dahl H, Vandvik B (1976) Interferon in the serum and cerebrospinal fluid in patients with multiple sclerosis and other neurological disorders. Acta Neurol Scand 53:152
126. Delasnerie-Laupretre N, Suet-Hubert C, Marcelli-Barge A (1982) Cerebros spinal fluid C2 and HLA system in multiple sclerosis. Tissue Antigens 19:79
127. Delmotte P, Gonsette R (1977) Biochemical findings in multiple sclerosis. IV. Isoelectric focusing of the CSF gamma globulins in multiple sclerosis (262 cases) and other neurological diseases (272 cases). J Neurol 1:27
128. Delpech B, Lichtblau E (1972) Etude quantitative des immunglobulines G et de l'albumine du liquide de cephalo-rachidien. Clin Chim Acta 37:15
129. Dick GWA, Mceown F, Wilson DC (1958) Virus of acute encephalomyelitis of man and multiple sclerosis. Br Med J 1:7
130. Dick GWA, McAllister JJ, Mceown F, Campbell AMG (1965) Multiple sclerosis and scrapie. J Neurol Neurosurg Psychiatry 28:560

131. Dickinson AG (1968) Identification of a gene which controls the incubation period of some strains of scrapie agent in mice. J Comp Path 78:293
132. Dörries K, Ter Meulen V (1980) Search for viral nucleic acids in multiple sclerosis. In: Bauer HJ, Poser S, Ritter G (eds) Progress in multiple sclerosis research, 47. Springer, Berlin Heidelberg New York
133. Dropcho EJ, Richman DP, Antel JP, Arnason BG (1982) Defective mitogenic responses in myasthenia gravis and multiple sclerosis. Ann Neurol 11:456
134. Dube VE, McDuffic EC, Burton RC, Ilstrup D (1973) Cerebrospinal fluid complement in multiple sclerosis. J Lab Clin Med 81:530
135. Dubois-Dalcq M, Schumacher G, Sever JL (1973) Acute multiple sclerosis: Electron microscopic evidence for and against a viral agent in the plaques. Lancet II:1408
136. Dulbecco R, Vogt M (1954) Plaque formation and isolation of pure lines with poliomyelitis viruses. J Exp Med 99:167
137. Dupont B, Lisak RP, Jersild C, et al (1977) HLA antigens in black American patients with multiple sclerosis. Transplant Proc 9:181
138. Eickhoff K, Heipertz R, Wikstroem J (1978) Determination of κ/λ-quotients in cerebrospinal fluid in multiple sclerosis and other neurological diseases. Acta Neurol Scand 57:385
139. Eickhoff K, Kaschka W, Skvaril F, Theilkaes L, Heipertz R (1979) Determination of IgG subgroups in cerebrospinal fluid of multiple sclerosis patients and others. Acta Neurol Scand 60:277
140. Eldridge R, McFarland H, Sever J, Sadowsky D, Krebs H (1978) Familial multiple sclerosis: Clinical, histocompatibility and viral serological studies. Ann Neurol 3:72
141. Engell T, Raun NE, Thomsen M, Platz P (1982) HLA and heterogeneity of multiple sclerosis. Neurology (NY) 32:1043
142. Esiri MM (1980) Multiple sclerosis: A quantitative and qualitative study of immunoglobulin-containing cells in the central nervous system. Neuropathol Appl Neurobiol 6:9
143. Ewan PW, Lachmann PJ (1979) IgG synthesis within the brain in multiple sclerosis and subacute sclerosing panencephalitis. Clin Exp Immunol 35:227
144. McFarland HF, Burns WH, White DO (1977) Two cytotoxic cells in peritoneal carity of virus infected mice: antibody dependent macrophages and non-specific killer cells. J Immunol 119:1569
145. McFarland HF, McFarlin DE (1979) Cellular immune response to measles, mumps and vaccinia viruses in multiple sclerosis. Ann Neurol 6:101
146. Feldmann HA (1968) Removal by heparin-Mg C12 of nonspecific rubella hemagglutinin serum inhibitor. Proc Soc Exp Biol Med 127:570
147. Ferraro A (1958) Studies on multiple sclerosis: I. Multiple sclerosis viewed as a chronic disseminated encephalomyelitis. II. Etio-pathogenesis of multiple sclerosis (infectious, allergic or toxic allergic). J Neuropath Exp Neurol 17:278
148. Fewster M, Ames FR, Botha MC (1979) Measles antibodies and histocompatibility types in multiple sclerosis. J Neurol Sci 43:19
149. Field EJ (1966) Transmission experiments with multiple sclerosis. An intern report. Br Med J 2:564
150. Field EJ, Miller R, Russels DS (1962) Observations on glial inclusion bodies in a case of acute disseminated sclerosis. J Clin Path 15:278
151. Fielder AH, Batchelor JR, Vakarelis BN, Compston DAS, McDonald WI (1981) Optic neuritis and multiple sclerosis: do factor B alleles influence progression of disease? Lancet II:1246
152. Firnhaber W (1972) Multiple Sklerose. Methodik und Ergebnisse geomedizinischer Untersuchung. Fortschr Med 90:551
153. Firnhaber W (1973) Klinische und sozialmedizinische Aspekte bei der Multiplen Sklerose. Nervenarzt 44:117
154. Fischer-Williams M, Roberts RC (1971) Cerebrospinal fluid proteins and serum immunoglobulins. Arch Neurol 25:256
155. Fog T, Linnemann F (1970) The course of multiple sclerosis in 73 cases with computer-designed curves. Acta Neurol Scand [Suppl] 47:1
156. Forghani B, Cremer NE, Johnson KP, Ginsberg AH, Likosky WH (1978) Viral antibodies in cerebrospinal fluid of multiple sclerosis and control patients: comparison between radioimmunoassay and conventional techniques. J Clin Microbiol 7:63

157. Forghani B, Cremer NE, Johnson KP, Fein G, Likosky WH (1980) Comprehensive viral immunology of multiple sclerosis. III. Analysis of cerebrospinal fluid antibodies by radio-immunoassay. Arch Neurol 37:616

158. Fraser KB, Haire M, Millar IHD (1972) Virus-specific antibodies in multiple sclerosis. Br Med J 3:471

159. Fraser KB, Armstrong M, Shirodaria PV, Gharpure M (1979) Affinity for measles virus anti-haemolysin of a residual immunglobulin M in sera of some patients with multiple sclerosis. Clin Exp Immunol 36:304

160. Fraser KB, Haire M, Millar JH, McCrea S (1980) Increased tendency to spontaneous in-vitro lymphocyte transformation in clinically active multiple sclerosis. Lancet II:175

161. Frick E, Scheid-Seydel L (1958) Untersuchungen mit J^{131}-markierten γ-globulin zur Frage der Abstammung der Liquoreiweißkörper. Klin Wochenschr 36:857

162. Fucillo DA, Abela JE, Traub RG, Gillespie MM, Beadle E, Sever JL (1975) Cellular immunity in multiple sclerosis. Lancet I:980

163. Le Gac P (1960) Le traitement de la sclérose enplaques d'origin rickettsienne et néorickett-sienne. J Med Bordeaux 137:577

164. Gajdusek DC, Gibbs CJ, Alpers M (1967) Transmission and passage of experimental Kuru to chimpanzees. Science 155:212

165. Gajdusek DC, Rogers NG, Basnight M, Gibbs CJ, Alpers M (1969) Transmission experiments with Kuru in Chimpanzees and the isolation of latent viruses from the explanted tissues of affected animals. Ann NY Acad Sci 162:529

166. Gajdusek DC, Gibbs CJ (1964) Attempts to demonstrate a transmissible agent in kuru, amyotrophic lateral sclerosis and other sub-acute and chronic nervous system degenerations of man. Nature 204:267

167. Genner G, Ammitzbøll T (1974) Wart-virus antibodies and multiple sclerosis. Lancet II:962

168. Georgi W (1961) Multiple Sklerose. Pathologisch-anatomische Befunde multipler Sklerose bei klinisch nicht diagnostizierten Krankheiten. Schweiz Med Wochenschr 91:605

169. Georgi W, Hall P, Müller HR (1961) Zur Problematik der Multiplen Sklerose. Karger, Basel New York

170. Gerdes JC, Klein I, DeVald BL, Burks JS (1981) Coronavirus isolates SK and SD from multiple sclerosis patients are serologically related to murine coronaviruses A59 and JHM and human coronavirus OC43, but not to human coronavirus 229E. J Virol 38:231

171. Gerson B, Krolikowski FJ, Gerson I (1980) Two agarose electrophoretic systems for demonstration of oligoclonal bands in cerebrospinal fluid compared. Clin Chem 2:343

172. Gerson B, Orr JM (1980) Oligoclonal bands and quantitation of IgG in cerebrospinal fluid as indicators of multiple sclerosis. Am J Clin Pathol 73:87

173. Gibbs CJ, Gajdusek DC (1966) General considerations of slow virus infections. Symp Ser Immunol Standard 1:131

174. Gibbs CJ, Gajdusek DC, Alpers MP (1969) Attempts to transmit subacute and chronic neurological diseases to animals; in pathogenesis and etiology of demyelinizing diseases. Int Arch Allergy Appl Immunol 36:519

175. Glasgow LA, Hanshaw JB, Merigan TC, Petralli JK (1967) Interferon and cytomegalovirus in vivo and in vitro. Proc Soc Exp Biol Med 125:843

176. Glasner H (1974) Gammaglobuline im Liquor cerebrospinalis während verschiedener Phasen der Multiplen Sklerose. Z Neurol 206:327

177. Glynn P, Gilbert HM, Newcombe J, Cuzner ML (1982) Analysis of immunoglobulin G in multiple sclerosis brain: quantitative and isoelectric focusing studies. Clin Exp Immunol 48:102

178. Gorman NT, Habicht J, Lachmann PJ (1980) Intracerebral synthesis of antibodies to measles and distemper viruses in patients with subacute sclerosing panencephalitis and multiple sclerosis. Clin Exp Immunol 39:44

179. Goust JM, Hoffmann PM, Pryjma J, Hogan EL, Fudenberg HH (1980) Defective immuno-regulation in multiple sclerosis. Ann Neurol 8:526

180. Goust JM, Hogan EL, Arnaud P (1982) Abnormal regulation of IgG production in multiple sclerosis. Neurology (NY) 32:228

181. Gould EA, Chiarani A, Dermott E, McCullough KC, Hawkins S, Millar H (1979) Isolation of transmissible cytopathic agent from bone-marrow of patient with multiple sclerosis. Lancet II:1380

182. Grabar P (1974) "Self" and "Not-Self" in immunology. Lancet I:1320
183. Griffin DE, Narayan O, Bukowski J, Adams RJ, Cohen SR (1978b) The cerebrospinal fluid in visna, a slow viral disease of sheep. Ann Neurol 4:212
184. Griffith JF, Salam MV, Adams RD (1970) The nervous system diseases associated with varicella. Acta Neurol Scand 46:279
185. Gross PA, Green RH, Mccrea Curnen MG (1973) Persistent infection with parainfluenza type 3 virus in man. Am Rev Respir Dis 108:894
186. Gross PA, Green RH, Lerner E, Mccrea Curnen MG (1974) Further studies on persistent respiratory infection in man with parainfluenza type 3 virus. Am Rev Respir Dis 110:676
187. Grosse-Wilde H, Bertrams J, Schuppien W, Netzel B, Ruppelt W, Kuwert EK (1977) HLA-D typing in 111 multiple sclerosis patients.—Distribution of 4 HLA-D alleles. Immunogenetics 4:481
188. Gudnadottier M, Helgadottir H, Bjarnason O, Jonsdottier K (1964) Virus isolated from the brain of a patient with multiple sclerosis. Exp Neurol 9:85
189. Gudnadottier M, Palsson PA (1965) Host-virus interaction in visna infected sheep. J Immunol 95:1116
190. Gye WE (1921) The experimental study of disseminated sclerosis. Brain 44:213
191. Haahr S (1971) Virus inhibiting activity in the cerebrospinal fluid from patients with acute and chronic neurological diseases. Acta Pathol Microbiol Immunol Scand 79:606
192. Haase A, Venture P, Gibbs CJ Jr, Tourtellotte WW (1981) Measles virus nucleotide sequences: detection by hybridization in situ. Science 212:672
193. Haile RW, Iselius L, Hodge SE, Morton NE, Detels R (1981) Segregation and linkage analysis of 40 multiplex multiple sclerosis families. Hum Hered 31:252
194. Haile RW, Visscher BR, Detels R, Valdiviezo NL, Sever J, Madden DL (1981) Relationship between measles HI titers and an MS susceptibility gene. J Neurol 224:235
195. Haire M, Fraser KB, Millar JHD (1973) Measles and other virus specific immunoglobulins in multiple sclerosis. Br Med J 3:612
196. Haire M, Millar JHD, Merrett JD (1974) Measles virus-specific IgG in cerebrospinal fluid in multiple sclerosis. Br Med J 4:192
197. Haire M, Underwood BO, Brown F (1974) Cross reaction of multiple sclerosis IgM with measles, Rinterpest and canine distemper. Med Microbiol Immunol (Berl) 160:234
198. Hall WW, Martin SJ (1973) Purification and characterization of measles virus. J Gen Virol 19:175
199. Haire M, Path MRC (1977) Significance of virus antibodies in multiple sclerosis. Br Med Bull 33:40
200. Hall WW, Martin SJ (1974) Structure and function relationships of the envelope of measles virus. Med Microbiol Immunol (Berl) 160:143
201. Hall WW, Lamb RA, Choppin PW (1979) Measles and subacute sclerosing panencephalitis virus protein: Lack of antibodies to the M protein in patients with subacute sclerosing panencephalitis. Proc Natl Acad Sci 76:2047
202. Hall WW, Choppin PW (1981) Measles virus protein in the brain tissue of patients with subacute sclerosing panencephalitis: Absence of M protein. N Engl J Med 304:1152
203. Harding HB, Robin NB, Pollock LJ, Ruge D (1959) Is multiple sclerosis caused by Spirochaeta myelophtora? Proc Soc Exp Biol Med 102:217
204. Harter DH, Choppin PW (1967) Cell-fusing activity of visna virus particles. Virology 31:279
205. Harter DH, Tellez-Nagel I (1968) Attempts to isolate SSPE agent in cell culture. Neurology (NY) 18:133
206. Hauser SL, Weiner HL, Auit KA (1982) Clonally restricted B cells in peripheral blood of multiple sclerosis patients: Kappa-Lambda staining patterns. Ann Neurol 11:408
207. Hauser SL, Bresnan MJ, Reinherz EL, Weiner HL (1982) Childhood multiple sclerosis: clinical features and demonstration of changes in T cell subsets with disease activity. Ann Neurol 11:463
208. Hayes EC, Gollobin SD, Machamer CE, Westfall LK, Zweerink HJ (1980) Measles-specific antibodies in sera and cerebrospinal fluids of patients with multiple sclerosis. Infect Immun 27:1033
209. Henle G, Deinhard U, Bergs UV, Henle W (1958) Studies on persistenz infections of tissue cultures. I. General aspects. J Exp Med 108:537

210. Henle G, Henle W (1970) Observations of childhood infections with the Epstein-Barr virus. J Infect Dis 121:303
211. Henle G, Koldovsky U, Koldovsky P, Henle W, Ackermann R, Haase G (1975) Multiple sclerosis-associated agent: neutralization of the agent by human sera. Infect Immun 12:1367
212. Henson TE, Brody JA, Sever JL, Dyken ML, Cannon J (1970) Measles antibody titers in multiple sclerosis patients, siblings and controls. J Am Med Ass 211:1985
213. Hierholzer JC, Suggs MT, Hall EC (1963) Standardized viral hemagglutination and hemagglutation-inhibition-test. II. Descriptions and statistical evaluation. Appl Microbiol 18:824
214. Ho HZ, Tiwari JL, Haile RW, Terasaki PI, Morton NE (1982) HLA-linked and unlinked determinants of multiple sclerosis. Immungenetics 15:509
215. Höher PG (1977) Virusantikörper in Serum und Liquor bei Patienten mit Multipler Sklerose unter besonderer Berücksichtigung der Paramyxovirusgruppe. Habilitationsschrift, Essen
216. Höher PG, Böhme U, Kuwert EK, Lickfeld KG (1972) Charakterisierung und Reinheitsprüfung eines komplementbindenden N/D-Poliovirion-Typ I-Antigens für Routinediagnostik und intratypische Serodifferenzierung. Zentralbl Bakteriol Mikrobiol Hyg [A] 222:1
217. Hoffmann K, Höher PG, Kuwert EK (1966) Untersuchungen über die Ornithose-Durchseuchung der Bevölkerung im Essener Raum auf der Grundlage der Antikörperbestimmung mit der Komplementbindungsreaktion. Arch Hyg 150:331
218. Hoffmann A, Schaltenbrand G (1959) Kritische Nachprüfung der Spirochätenbefunde bei Multipler Sklerose. Münch Med Wochenschr 101:1589
219. Horikawa Y, Tsubaki T, Nakajima M (1973) Rubella antibody in multiple sclerosis. Lancet I:996
220. Horner FA (1958) Neurologic disorders after Asian influenza. N Engl J Med 258:983
221. Horten B, Price RW, Jimenez D (1981) Multifocal varicella-zoster virus leukoencephalitis temporally remote from herpes zoster. Ann Neurol 9:251
222. Hosaka Y (1968) Isolation and structure of the nucleocapsid of HVJ. Virology 35:445
223. Hosaka Y, Hosokawa Y, Fukai K (1960) Structure of HVJ. I. Two kinds of subunits of HVJ. Biken J 3:27
224. Huang JT (1975) Serum IgE concentrations in neurological diseases. Ann Allergy 34:1
225. Huddlestone JR, Oldstone MB (1979) T suppressor (TG) lymphocytes fluctuate in parallel changes in the clinical course of patients with multiple sclerosis. J Immunol 123:1615
226. Huddlestone JR, Oldstone MB (1982) Suppressor T cells are activated in vivo in patients with multiple sclerosis coinciding with remission from acute attack. J Immunol 129:915
227. Hudson NP, Grinker PR (1933) Negative result from transfer of material from human active multiple sclerosis to macacus rhesus under optimum conditions. Arch Pathol Lab Med 16:373
228. Hughes RA, Russell WC, Froude JR, Jarrett RJ (1980) Pet ownership distemper antibodies and multiple sclerosis. J Neurol Sci 47:429
229. Hunter GD (1974) Scrapie. Progr Med Virol 18:289
230. Hunter GD, Gibbons RA, Kimberlin RH, Millson GC (1968) Further studies of the infectivity and stability of extracts and homogenates derived from scrapie affected mouse brains. J Comp Pathol 79:101
231. Hutchinson WM, Haire M (1976) Measles-virus-specific IgG in optic neuritis and in multiple sclerosis after optic neuritis. Br Med J 1:64
232. Jabbour JT, Duenas DA, Sever JL, Krebs HM, Horta-Barbosa L (1972) Epidemiology of subacute sclerosing panencephalitis (SSPE). A report of the SSPE registry. J Am Med Ass 220:959
233. Iivanainen MV, Wallen W, Leon ME et al (1981) Micromethod for detection of oligoclonal IgG in unconcentrated CSF by polyacrylamide gel electrophoresis. Arch Neurol 38:427
234. Ilonen J, Reunanen M, Salmi A, Tiilikainen A (1981) Lymphocyte blast transformation responses and viral antibodies in relation to HLA antigens in multiple sclerosis. J Neurol 49:117
235. Ishida N, Homma M, Osato T, Hinuma Y, Miyamoto T (1964) Persistent infection in HeLa cells with hemadsorption virus type 2. Virology 24:670
236. Ito M, Barron AL, Olszeweski WA, Milgrom F (1975) Antibody titer by mixed agglutination to varicella-zoster, herpes simplex and vaccinia viruses in patients with multiple sclerosis. Proc Soc Exp Biol Med 149:835

237. Iwasaki Y, Koprowski H (1974) Parainfluenza-virus infection in mouse brain: a possible model for virus-induced demyelination. Lancet I:738
238. Jersild C, Svejgaard A, Fog T (1972) HL-A antigens associated with multiple sclerosis. Lancet II:1242
239. Jersild C (1978) The HLA system and multiple sclerosis. Birth Defects 14:123
240. Jersild C, Ammitzbøll T, Clausen J, Fog T (1973) Association between HL-A antigenes and measles antibody in multiple sclerosis. Lancet II:151
241. Jersild C, Svejgaard A, Fog T, Ammitzbøll T (1973a) HLA antigens and diseases. I. Multiple sclerosis. Tissue Antigens 3:243
242. Jersild C, Fog T, Hansen GS, Thomsen M, Svejgaard A, Dupont B (1973) Histocompatibility determinants in multiple sclerosis, with special reference to clinical course. Lancet II:1221
243. Jersild C, Ammitzbøll T, Clausen J, Fog T (1973) Association between HL-A antigens and measles antibody in multiple sclerosis. Lancet I:151
244. Johnson RT, Herndon RM (1974) Virologic studies of multiple sclerosis and other chronic relapsing neurological diseases. Progr Med Virol 18:214
245. Johnson KP, Likosky WH, Nelson BJ, Fein G (1980) Comprehensive viral immunology of multiple sclerosis. I. Clinical, epidemiological and CSF studies. Arch Neurolog 37:537
246. Johnson RT (1982) Viral infections of the nervous system. Ravens, New York
247. Just M, Rieder HP, Ritzel G (1976) Masern-Antikörper im Serum von Multiple-Sklerose-Kranken. Klin Wochenschr 45:705
248. Kabat EA, Landlow H, Moore DH (1942) Electrophoretic patterns of concentrated cerebrospinal fluid. Proc Soc Exp Biol Med 49:260
249. Kabat EA, Glusman M, Knaub V (1948) Qualitative estimation of the albumin and gamma-globulin in normal and pathological cerebrospinal fluid by immunchemical methods. Am J Med 4:653
250. Kabat EA, Freedman DA, Murray JP, Knaub V (1950) A study of the crystalline albumin, gamma globulin and total protein in the cerebrospinal fluid of one hundred cases of multiple sclerosis and other diseases. Am J Med Sci 219:55
251. Kalliomäki JL, Halonen P (1972) Antibody levels to influenza, herpes simplex, varicella-zoster, cytomegalo virus and measles virus in patients with connective tissue diseases. Ann Rheum Dis 31:192
252. Kam-Hansen S (1980) Characterization of active T cells in cerebrospinal fluid and blood in multiple sclerosis patients and controls. Scand J Immunol 12:99
253. Kam-Hansen S, Frydén A, Link H (1978) B and T lymphocytes in cerebrospinal fluid and blood in multiple sclerosis, optic neuritis and mumps meningitis. Acta Neurol Scand 58:95
254. Kastroff L, Long C, Doherty PC, Wroblewska Z, Koprowski H (1981) Isolation of virus from brain after immunosuppression of mice with latent herpes simplex. Nature 291:432
255. Kempe CH, Takabayashi K, Miyamoto H, McIntosh K, Tourtelotte WW, Adams JM (1973) Elevated cerebrospinal fluid vaccinia antibodies in multiple sclerosis. Arch Neurol 28:278
256. Keshgegian AA, Coblentz J, Lisak RP (1980) Oligoclonal immunoglobulins in cerebrospinal fluid in multiple sclerosis. Clin Chem 9:1340
257. Kimberlin RH, Walker CA (1979) Pathogenesis of mouse scrapie: Dynamics of agent replication in spleen, spinal cord and brain after infection by different routes. J Comp Pathol 89:551
258. Kimberlin RH, Walker CA (1980) Pathogenesis of mouse scrapie: Evidence for neural spread of infection to the CNS. J Gen Virol 51:183
259. Kissmeyer-Nielsen F, Kjerbye KE (1967) Lymphocytotoxic micro-technique. Purification of lymphocytes by flotation. Histocompatibility testing. Munksgaard, Copenhagen, p 381
260. Kjellin KG, Vesterberg O (1974) Isoelectric focusing of cerebrospinal fluid proteins in neurological diseases. J Neurol Sci 23:199
261. Kjellin KG, Sidén A (1977) Aberrant cerebrospinal fluid protein fractions found by electro-focusing in multiple sclerosis. A study of 26 cases with clinically verified or probable multiple sclerosis and 2 cases with optic neuritis. Eur Neurol 15:40
262. Kolar OJ, Ross AT, Herman JT (1970) Serum and cerebrospinal fluid immunoglobulins in multiple sclerosis. Neurology (NY) 20:1052
263. Kolar OJ, Rice PH, Jones FH, Defalque RJ, Kincaid J (1980) Cerebrospinal fluid immuno-electrophoresis in multiple sclerosis. J Neurol Sci 47:221

264. Koldovsky U, Koldovsky P, Henle G, Henle W, Ackermann R, Haase G (1975) Multiple sclerosis-associated agent: Transmission to animals and some properties of the agent. Infect Immun 12:1355
265. Krakowka S, Miele JA, Lawrence MS, Mathes E, Metzler AE (1983) Antibody responses to measles virus and canine distemper virus in multiple sclerosis. Ann Neurol 14:533
266. Kratzsch V, Kiessling WR (1977) Complement dependent cytotoxic antibody activity against measles virus in multiple sclerosis. J Neurol 216:39
267. Kuhn P, Steiner G (1917) Über die Ursache der Multiplen Sklerose. Z Gesamte Neurol 17: 491
268. Kullback S, Leibler RA (1951) On information and sufficiency. Ann Math Statist 22:79
269. Kurdi A, Ayesh I, Abdallat A, Maayara U, McDonald WI, Compston DAS, Batchelor JR (1977) Different B lymphocyte alloantigens associated with multiple sclerosis in Arabs and North Europeans. Lancet I:1123
270. Kurland LT, Stanizo A, Reed D (1965) An appraisal of population studies of multiple sclerosis. Ann NY Acad Sci 122:510
271. Kurtzke JF (1966) The distribution of multiple sclerosis and other diseases. Acta Neurol Scand 42:221
272. Kurtzke JF (1968) Multiple sclerosis and infection from an epidemiologic aspect. Neurology (NY) 18:170
273. Kurtzke JF, Martin AA, Myerson RM, Lewis SI (1962) Microbiology in multiple sclerosis. Evaluation of Icholson's organism. Neurology (Minneap) 12:915
274. Kurtzke JF, Priester WA (1979) Dogs, distemper and multiple sclerosis in the United States. Acta Neurol Scand 60:312
275. Kuwert EK (1966) Der Vergleich viraler Antigene mit der quantitativen Komplementbindungsreaktion am Beispiel virulenter und attenuierter Polioviren. Ein Beitrag zur intratypischen Stammdifferenzierung in der Poliovirusgruppe. Thesis
276. Kuwert EK (1969) Neue Befunde zur Struktur und Vermehrung des Tollwutvirus (TWV). Zentralbl Bakteriol Mikrobiol Hyg [Suppl] 3:1
277. Kuwert EK, Pette E, Mai K (1965) Demonstration of complement in spinal fluid in multiple sclerosis. Ann NY Acad Sci 122:429
278. Kuwert EK, Skorg R, Hienz HA, Manojlovic N (1968) Cytologische und cytogenetische Untersuchungen an den Essener Zellinien HeLa, KB, FL und MS sowie an Rhesusaffennierenzellen. Z Med Mikrobiol Immunol 154:97
279. Kuwert EK, Noll K, Firnhaber W (1968) Komplementsystem und Liquor cerebrospinalis. III. Das Verhalten von Gesamt C′ und C′2–C′4 in Serum und Liquor von Patienten mit Multipler Sklerose. Z Immunitätsforsch 134:462
279a. Kuwert EK (1977) Genetical aspects of multiple sclerosis with special regard to histocompatibility determinants. In: Fog T (ed) The histocompatibility system in multiple sclerosis. Munksgaard, Copenhagen, pp 23–37
280. Laurenzi MA, Mavra M, Kam-Hansen S, Link H (1980) Oligoclonal IgG and free chains in multiple sclerosis demonstrated by thin-layer polyacrylamide gel isoelectric focusing and immunofixation. Ann Neurol 8:241
281. Lebon P, Lyon G (1974) Non-congenital rubella encephalitis. Lancet II:468
282. Lehrich JR, Arnason GW, Fuller TC, Wray SH (1974) Parainfluenza, histocompatibility and multiple sclerosis. Arch Neurol 30:327
283. Lehrich JR, Arnason BG (1976) Histocompatibility types and viral antibodies. Arch Neurol 33:404
284. Leibowitz U, Kahana E, Alter M (1973) The changing frequency of multiple sclerosis in Israel. Arch Neurol 29:107
285. Lennon VA, Mackay JR (1972) Binding of ^{125}I myelin basic proteins by serum and cerebrospinal fluid. Clin Exp Immunol 11:595
286. Lerner AM, Bailey EJ, Nolan DC (1970) Complement-requiring neutralizing antibodies in herpes virus hominis encephalitis. J Immunol 104:607
287. Licursi CP, Merz PA, Merz GS, Carp RI (1972) Scrapie-induced changes in the percentage polymorphonuclear neutrophilis in mouse peripheral blood. Infect Immun 6:370
288. Lilly F, Boyse EA, Old LJ (1964) Genetic basis of susceptibility to viral leukemogenesis. Lancet II:1207

289. Lin FH, Thormar H (1980) Absence of M protein in a cell-associated subacute sclerosing pan-
     encephalitis virus. Nature 285:490
290. Link H (1967) Immunglobulin G and low molecular weight proteins in human cerebrospinal
     fluid. Acta Neurol Scand [Suppl] 28:1
291. Link H, Zettervall H (1970) Multiple sclerosis: Disturbed kappa-lambda light chain ration of
     IgG in cerebrospinal fluid. Clin Exp Immunol 6:435
292. Link H, Norrby E, Olsson JE (1976) Immunglobulin abnormalities and measles antibody
     response in chronic myelopathy. Arch Neurol 33:26
293. Link H, Laurenzi MA (1978) Immunglobulin class and light chain type of oligoclonal bands
     in cerebrospinal fluid in multiple sclerosis determined by agarose gel electrophoresis and
     immunofixation. Ann Neurol 6:107
294. Lisak RP, Zweiman B, Waters D, Koprowski H, Pleasure DE (1978) Cell-mediated immunity
     to measles, myelin basic protein and central nervous system extract in multiple sclerosis. A
     longitudinal study employing direct buffycoat migration inhibition assays. Neurology 28:798
295. Livrea P, Trojano M, Simone IL, Zimatore GB, Lamontanara G, Leante R (1981) Intrathecal
     IgG synthesis in multiple sclerosis: comparison between isoelectric focusing and quantitative
     estimation of cerebrospinal fluid IgG. J Neurol 224:159
296. Lowry OH, Roseborough NJ, Faru A, Randall RJ (1951) Protein measurements with Folin
     phenol reagent. J Biol Chem 193:265
297. Lubikova H, Brever S, Kocisova M (1979) Assay of interferon and viral antibodies in the
     cerebrospinal fluid in clinical neurology and psychiatry. Acta Biol Med (Germ) 38:879
298. Lucas CJ, Brouwer R, Feltkamp TEW, Ten Veen JH, van Loghem JJ (1972) Measles anti-
     bodies in sera from patients with autoimmune diseases. Lancet I:115
299. Lumsden CE (1969) Properties and significance of the demyelinating antibody in multiple
     sclerosis. Int Arch Allergy Appl Immunol 36:247
300. Lumsden CE (1971) The immunogenesis of multiple sclerosis plaque. Brain Res 28:365
301. Madden DL, Wallen WC, Houff SA, Shekarchi IC, Leinikki PO, Castellano GA, Sever JL
     (1981) Measles and canine distemper antibody. Arch Neurol 38:13
302. Madden DL, Wallen WC, Houff SA, Leinikki PA, Sever JL, Holmes KA, Castellano GA,
     Shekarchi IC (1981) Coronavirus antibodies in sera from patients with multiple sclerosis and
     matched controls. Arch Neurol 38:209
303. Madigand M, Oger JJ, Fauchet R, Sabouraud O, Genetet B (1982) HLA-profiles in multiple
     sclerosis suggest two forms of disease and the existence of protective haplotypes. J Neurol Sci
     53:519
304. Mancini G, Carbonara A, Heremans J (1965) Immunochemical quantitation of antigens by
     single radial immunodiffusion. Immunochemistry 2:235
305. Margulis MS, Soloviev VD, Shubladze AK (1946) Etiology and pathogenesis of acute sporadic
     disseminated encephalomyelitis and multiple sclerosis. J Neurol Neurosurg Psychiatry 9:63
306. Marinesco G (1918) Etude sur l'origine et al nature de la sclérose an plaques. Rev Neurol
     (Paris) 26:482
307. Masters CL, Gajdusek DC, Gibbs CJ, Bernoulli C, Asher DM (1979) Familial Creutzfeldt-
     Jakob disease and other familial dementias: An inquiry into possible modes of transmission of
     virus-inducted familial diseases. In: Pruisner SB, Hadlow WJ (eds) Slow transmissible diseases
     of the nervous system. Academic Press
308. Mattson DH, Roos RP, Arnason BG (1980) Isoelectric focusing of IgG eluted from multiple
     sclerosis and subacute sclerosing panencephalitis brains. Nature 287:335
309. Mattson DH, Roos RP, Arnason BG (1981) Comparison of agar gel electrophoresis and iso-
     electric focusing in multiple sclerosis and subacute sclerosing pancencephalitis. Ann Neurol 3:34
310. Mattson DH, Roos RP, Hopper JE, Arnason BG (1982) Light chain composition of cerebro-
     spinal fluid oligoclonal IgG bands in multiple sclerosis and subacute sclerosing panencephalitis.
     J Neuroimmunol 3:63
311. Mattson DH, Roos RP, Arnason BG (1982) Oligoclonal IgG in multiple sclerosis and subacute
     sclerosing panencephalitis brains. J Neuroimmunol 2:261
312. Matvevva TV, Pille ER, Diakonova IN, Andreeva AP (1980) Investigation on the role of viral
     antibodies in the pathogenesis of multiple sclerosis. Acta Virol 24:415
313. Medaer R (1979) Does the history of multiple sclerosis go back as far as the 14th century? Acta
     Neurol Scand 60:189

314. Mehta PD, Thormar H, Wisniewski HM (1980) Quantitation of measles-specific IgG. Its presence in cerebrospinal fluid and brain extracts of patients with multiple sclerosis. Arch Neurol 37:607

315. Melnick JL, Seidel E, Inoue YK, Nishibe Y (1982) Isolation of virus from the spinal fluid of three patients with multiple sclerosis and one with amyotrophic lateral sclerosis. Lancet I:830

316. Menicucci A, Baricordio O, Conighi C, Amaducci L, Mattiuz PL (1977) HL-A and B lymphocyte in multiple sclerosis in Italy. Tissue Antigens 10:193

317. Mester T, Kuwert EK (1963) Über die Bestimmung der 50% Hämolyse und deren Beziehung zur Anzahl der sensibilisierten Erythrozyten bei der Komplementauswertung. Zentralbl Bakteriol Mikrobiol Hyg [A]

318. Millar JHD, Fraser RD, Haire M, Connolly JH, Shirodaria PV, Hadden DSM (1971) Immunglobulin M specific for measles and mumps in multiple sclerosis. Br Med J 2:378

319. Miller HG, Stanton JB, Gibbons FJ (1956) Para-infectious encephalomyelitis and related syndromes: A critical review of the neurological complications of certain specific fevers. I. Neurological complications of measles, varicella and rubella. Q J Med 25:427

320. Mims CA (1974) Factors in the mechanism of persistence of viral infections. Prog Med Virol 18:1

321. Mitchell DN, Porterfield JS, Micheletti R, et al (1978) Isolation of an infectious agent from bone-marrows of patients with multiple sclerosis. Lancet II:387

322. Mitchell DM, Goswami KKA, Taylor P, et al (1979) Failure to isolate a transmissible agent from the bone-marrow of patients with multiple sclerosis. Lancet II:415

323. Miyamoto T, Hinuma Y, Ishida N (1965) Intra cellular transfer of hemadsorption type 2 virus antigen during persistent infection of HeLa cell cultures. Virology 27:28

324. Miyamoto H, Walker JE, Ginsberg AH, Burks JS, McIntosh K, Kempe C (1976) Antibodies to vaccinia and measles viruses in multiple sclerosis patients. Arch Neurol 33:414

325. Möller G (1975) HLA and disease. Transplant Rev 22

326. Morgan BP, Campbell AK, Compston DAS (1984) Terminal component of complement (C9) in cerebrospinal fluid of patients with multiple sclerosis. Lancet II:251

327. Morley D (1969) Severe measles in the tropics. Br Med J 1:297

328. Morris PJ, Pietsch MC (1973) A possible association between paralytic poliomyelitis and multiple sclerosis. Lancet II:847

329. Mourik J, The TH, Nater JP, Minderhoud JM (1981) Cell-mediated immune reactivity in multiple sclerosis. Neurology (NY) 31:1036

330. Myers LW, Ellison GW, Fewster ME, Terasaki PI, Opelz G (1976) HLA and the immune response to measles in multiple sclerosis. Neurology (NY) 26:54

331. Naess A, Nyland H (1978) Multiple sclerosis. T-lymphocytes in cerebrospinal fluid and blood. Eur Neurol 17:61

332. Naito S, Namerov N, Mickey MR, Terasaki PI (1972) Multiple sclerosis: Association with HL-A3. Tissue Antigens 2:1

333. Naito S, Kuroiwa Y, Itoyama T, et al (1978) HLA and Japanese MS. Tissue Antigens 12:19

334. Narang HK (1981) Comparative morphology of measles virus and paramyxovirus-like tubules in multiple sclerosis using ruthenium red stain. Neuropathol Appl Neurobiol 7:411

335. Narayan O, Clements JE, Strandberg JD, Cork LC, Griffin DE (1980) Biological characterization of the virus causing leukoencephalitis and arthritis in goats. J Gen Virol 50:69

336. Neighbour PA, Bloom BR (1979) Absence of virus-induced lymphocyte suppression and interferon production in multiple sclerosis. Proc Natl Acad Sci USA 76:476

337. Neighbour PA, Miller AE, Bloom BR (1981) Interferon responses of leukocytes in multiple sclerosis. Neurology (NY) 31:561

338. Nemo GJ, Brody JA (1974) Serological responses of multiple sclerosis patients and controls to a virus isolated from a multiple sclerosis case. Lancet II:1044

339. Newman HW, Pudry C, Rantz L, Hill FC (1959) The spirochaete and multiple sclerosis. Calif Med 89:387

340. Nicoletti F, Falsaperla A, Raffaele R, Pennisi G (1979) Antibodies against latent neurotropic viruses in serum and cerebrospinal fluid samples from patients with multiple sclerosis. Riv Pathol Nerv Ment 100:329

341. Notkins AL, Mergenhagen SE, Howard RF (1970) Effect of virus infections on the function of the immune system. Annu Rev Microbiol 24:525

342. Nordal HJ, Froland SS, Vandvik B, Norrby E (1976) Measles virus-induced migration inhibition in vitro of leukocytes from patients with multiple sclerosis. Scand J Immunol 5:587

343. Nordal HJ, Vandvik B, Norrby E (1978) Multiple sclerosis: local synthesis of electrophoretically restricted measles, rubella, mumps and herpes simplex virus antibodies in the central nervous system. Scand J Immunol 7:473

344. Norrby E (1962) Hemagglutination by measles virus. 4. A simple procedure for production of high potency antigen for hemagglutination inhibition (HI) tests. Proc Soc Exp Biol Med 111:814

345. Norrby E (1963) Hemagglutination by measles virus. I. Production of hemagglutination in tissue culture and the influence of different conditions on the hemagglutinating system. Arch Gesamte Virusforsch 12:153

346. Norrby E (1964) Separation of measles virus components by equilibrium centrifugation in CSCL gradients. I. Crude and tween ether treated concentrated tissue culture material. Arch Gesamte Virursforsch 14:306

347. Norrby E (1963) Hemagglutination by measles virus. III. Identification of two different hemagglutinins. Virology 19:147

348. Norrby E (1978) Viral antibodies in multiple sclerosis. Prog Med Virol 24:1

349. Norrby E, Hammarskjöld B (1972) Structural components of measles virus. Microbios 5:17

350. Norrby E, Enders-Ruckle G, Ter Meulen V (1974) The significance of hemolysin-inhibiting antibodies in protection against measles. Med Microbiol Immunol (Berl) 160:232

351. Norrby E, Link H, Olsson JE (1974) Measles virus antibodies in multiple sclerosis. Comparison of antibody titers in cerebrospinal fluid and serum. Arch Neurol 30:285

352. Norrby E, Link H, Olsson JE, Panelius M, Salmi A, Vandvik B (1974) Comparison of antibodies against different viruses in cerebrospinal fluid and serum samplers from patients with multiple sclerosis. Infect Immun 10:688

353. Norrby E, Gollmar Y (1975) Identification of measles virus-specific hemolysininhibiting antibodies separate from hemagglutination-inhibiting antibodies. Infect Immun 11:231

354. Norrby E, Link H (1977) The relationship between measles virus-specific antibodies and oligoclonal IgG in the cerebrospinal fluid from patients with subacute sclerosing panencephalitis and multiple sclerosis. Acta Neurol Scand [Suppl] 55:161

355. Numazaki Y, Karzon DT (1966) Density seperable fraction during growth of measles virus. J Immunol 97:458

356. Oger J, Sabouraud O, Fauchet R, Genetet N, Menault F, Genetet B (1976) Etude du systeme majeur d'histocompatibilité dans la sclérose en plaque (major histocompatibility system in multiple sclerosis). Rev Neurol (Paris) 132:89

357. Offner H, Ammitzbøll T, Clausen J, Fog T, Hyllested K, Einstein E (1974) Immune response of lymphocytes from patients with multiple sclerosis to phytohemagglutinin, basic protein of myelin and measles antigen. Acta Neurol Scand 50:373

358. Offner H, Konat G, Clausen J (1974) Effect of phytohemagglutinin, basic protein and measles antigen on myo-(2-^{3}H)-inositol incorporation into phosphatidylinositol of lymphocytes from patients with multiple sclerosis. Acta Neurol Scand 50:791

359. Olsson JE, Link H (1973) Immunoglobulin abnormalities in multiple sclerosis. Relation to clinical parameters: exacerbation and remission. Arch Neurol 22:392

360. Olsson JE, Link H, Müller R (1976) Immunoglobulin abnormalities in multiple sclerosis. Relation to clinical parameters: disability, duration and age of onset. J Neurol Sci 27:233

361. Ortona L, Pizzigallo E, Gelfo P (1973) Ricerca degli anticorpi fissanti il complemento contro il virus dell'herpes simplex (ed altri virus neurotropi). Pazienti con sclerosi multipla. Minerva Med 64:517

362. Padgett BL, Walker DL, Zu Rhein GH (1971) Cultivation of papova like virus from human brain with progressive multifocal leucoencephalopathie. Lancet I:1257

363. Padgett BL, Walker DL (1973) Prevalence of antibodies in human sera against JC virus, an isolate from case of progressive multifocal leucoencephalopathy. J Infect Dis 127:467

364. Palsson PA, Pattison IH, Field EJ (1965) Transmission experiments with multiple sclerosis. In: Gajdusek DC, Gibbs CJ, Alpers M (eds) Slow, latent and temperate virus infections. US Govt Printing Office, Washington, p 49

365. Pandey JP, Goust JM, Salier JP, Fudenberg HH (1981) Immunglobulin G heavy chain (Gm) allotypes in multiple sclerosis. J Clin Invest 67:1797

366. Panelius M, Salmi AA, Halonen P (1971) Measles antibodies with various techniques in sera of patients with multiple sclerosis. Acta Neurol Scand 47:315
367. Panelius M, Salmi AA, Halonen P (1970) Gel precipitation reactions between measles antigens and sera of patients with multiple sclerosis. Acta Path Microbiol Immunol Scand [B] 78:588
368. Panelius M, Salmi AA, Halonen P, Kivalo E, Rinne UK, Pentinnen K (1973) Virus antibodies in serum specimens from patients with multiple sclerosis, from siblings and matched controls. A final report. Acta Neurol Scand 49:85
369. Panelius M, Myllylä G, Pentinnen K, Halonen P, Rinne UK (1970) Platelet aggregation test with measles antigen in multiple sclerosis. Br Med J 2:461
370. Panelius M, Rinne UK, Kivalo E (1970) Association between the geographic distributions of multiple sclerosis and some infections in Finland. Eur Neurol 4:22
371. Panitch HS, Francis GS (1982) T-Lymphocyte subsets in cerebrospinal fluid in multiple sclerosis. N Engl J Med 307:560
372. Parry HB (1962) Scrapie. A transmissible and hereditary disease of sheep. Heredity 17:75
373. Paty DW, Furesz J, Boucher DW, Rand CG, Stiller CR (1976) Measles antibodies as related to HLA types in multiple sclerosis. Neurology (NY) 26:651
374. Payne FE, Baublis JV, Habashi HH (1969) Isolation of measles virus from cell cultures of brain from a patient with subacute sclerosing panencephalitis. N Engl J Med 281:585
375. Perier O, Gregoire A (1965) Electron microscopic features of multiple sclerosis lesions. Brain 88:937
376. Peterslund NA, Pedersen B (1982) Liquor: serum quotients of IgG and albumin in patients with meningism, meningitis and multiple sclerosis. Acta Neurol Scand 66:25
377. Pette H (1955) Die postvakzinale und parainfektiöse Meningoencephalitis. Verhandlungen d Dtsch Ges f Inn Med 61. Springer, Berlin Heidelberg New York
378. Pette H (1942) Die akut entzündlichen Erkrankungen des Nervensystems (Viruskrankheiten, Entmarkungsenzephalomyelitiden, Neuritiden). Thieme, Leipzig
379. Pette H, Döring G (1939) Über eine einheimische Panencephalomyelitis vom Charakter der Encephalitis japonica. Dtsch Z Nervenheilk 149:7
380. Pette E, Kuwert EK (1964) Evaluation of multiple sclerosis sera against measles antigen in the complement fixation test. Arch Gesamte Virusforsch 16:141
381. Phillips PE, Christian CL (1972) The influence of serum immunoglobulin concentration on measles antibody level. Proc Soc Exp Biol Med 140:1340
382. Pierre Marie (1972) Loc cit: McAlpine D, Lumsden CE, Acheson ED (eds) Multiple sclerosis. A reappraisal, 2nd edn. E & S Livingstone Ltd, Edinburgh
383. Plotkin SA, Bechtel DJ, Sedwick WD (1968) A simple method for removal of rubella hemagglutination inhibitors from serum adaptable to finger-tip blood. Am J Epidemiol 88:301
384. Plum CM, Hansen SE (1960) Studies on variations in serum copper and serum copper oxidase activity, together with studies in the copper content of the cerebrospinal fluid with particular reference to the variations in multiple sclerosis. Acta Psychiatr Scand [Suppl 35] 148:41
385. Porter DD (1971) A quantitative view of the slow virus landscape. Progr Med Virol 13:339
386. Poskanzer DC, Shapira K, Miller H (1963) Multiple sclerosis and poliomyelitis. Lancet II:917
387. Poskanzer DC, Sever JL, Sheridan JL, Prenney LB (1980) Multiple sclerosis in the Orkney and Shetland Islands. IV. Viral antibody titres and viral infections. J Epidemiol Community Health 34:258
388. Poskanzer DC, Terasaki PI, Prenney LB, Sheridan JL, Park MS (1980) Multiple sclerosis in the Orkney and Shetland Islands. III. Histocompatibility determinants. J Epidemiol Community Health 34:253
389. Poskanzer DC, Sever JL, Terasaki PI, Prenney LB, Sheridan JL, Park MS (1980) Multiple sclerosis in the Orkney and Shetland Islands. V. The effect on viral titres of histocompatibility determinants. J Epidemiol Community Health 34:265
390. Prineas J (1972) Paramyxovirus-like particles associated with demyelination in chronic relapsing multiple sclerosis. Science 178:760
391. Putnam TJ (1938) Centenary of multiple sclerosis. Arch Neurol Psychiatry 40:806
392. Rawls WE (1968) Congenital rubella. The significance of virus persistence. Progr Med Virol 10:238
393. Reed D, Sever J, Kurtzke J, Kurland L (1964) Measles antibody in patients with multiple sclerosis. Arch Neurol 10:402

394. Reekers P, Hommes OR, Creemers-Molenaar J, Wijnings J, Kunst VA, Rood JJ van (1977) HLA typing and lymphocyte population studies in patients with multiple sclerosis. J Neurol Sci 33:143

395. Reiber H (1980) The discrimination between different blood-CSF barrier dysfunctions and inflammatory reactions of the CNS by a recent evaluation graph for the protein profile of cerebrospinal fluid. J Neurol 224:89

396. Reinherz EL, Weiner HL, Hauser SL, Cohen JA, Distaso JA, Schlossman SF (1980) Loss of suppressor T-cells in active multiple sclerosis. Analysis with monoclonal antibodies. N Engl J Med 303:125

397. Reunanen M, Arstila P, Hakkarainen H, Nikoskelainen J, Salmi A, Panelius M (1976) A longitudinal study on antibodies to measles and rubella viruses in patients with multiple sclerosis. A preliminary report. Acta Neurol Scand 54:366

398. Reunanen M, Salmi A, Ilonen J, Herva E (1980) Proliferation of multiple sclerosis cerebrospinal fluid lymphocytes after stimulation with measles virus antigens. Acta Neurol Scand 62:293

399. Rieder HP, Jegge S (1979) Isoelektrische Fokussierung und Agar-Elektrophorese des Liquor cerebrospinalis bei neurologischen Patienten. Schweiz Med Wochenschr 38:1411

400. Rinne UK (1958) Electron microscopy of multiple brain biopsy. Ann Med Inter Fenn 58:179

401. Rinne UK, Panelius M, Kivalo E, Hokkanen E, Palo I (1966) Distribution of multiple sclerosis in Finland, with special reference to some geological factors. Acta Neurol Scand 42:385

402. Roach LL, Rosenberg S, Ichelson KK (1959) Immunological considerations of an antigenic fraction from cultures of spirochaetes isolated from cerebrospinal fluid of multiple sclerosis cases. Preliminary report. Am J Med Sci 237:8

403. Rocchelli B, Poloni M, Mazzarello P, Delodovici M (1981) Identification of the kappa and lambda light chains within the CSF immunoglobulin region in multiple sclerosis and subacute sclerosing panencephalitis by immunofixation after isoelectric focusing. J Neurol 226:169

404. Rodeck U, Kuwert EK, Scharafinski HW, Lehmann HJ (im Druck) T-Lymphozytensubpopulationen bei Enzephalomyelitis disseminata.

405. Ross CAC (1962) Rickettsial and viral antibodies in multiple sclerosis. Br Med J 1:1523

406. Ross CAC, Lenman JAR, Rutter C (1965) Infective agents and multiple sclerosis. Br Med J 1:226

407. Ross CAC, Lenman JAR, Melville ID (1969) Virus antibody levels in multiple sclerosis. Br Med J 3:512

408. Rostroem B (1982) Antibodies against viruses and structural brain components in oligoclonal IgG obtained from multiple sclerosis brain. J Neurol 226:255

409. Rostroem B, Link H, Laurenzi MA, Kam-Hansen S, Norrby E, Wahren B (1981) Viral antibody activity of oligoclonal immunglobulins synthesized within the central nervous system in multiple sclerosis. Ann Neurol 9:569

410. Rothfield J, Freund J, Hornowski J (1920) Experimentelle Untersuchungen über die Pathogenese der Multiplen Sklerose. Dtsch Z Nervenheilk 67:257

411. Rustigian R (1961) A carrier state in HeLa cells with measles virus (Edmonston strain) apparently associated with noninfectious virus. Virology 13:101

412. Saburi Y, Matsumoto M (1965) Assay of measles virus hemolysin and its antibody. Arch Gesamte Virusforsch 17:29

413. Sachs L (1971) Statistische Auswertungsmethoden, 3. Aufl. Springer, Berlin Heidelberg New York

414. Sagar HJ, Allonby ID, Hughes P (1981) Cell-mediated immunity to viral antigens and tubercul in multiple sclerosis. Acta Neurol Scand 63:81

415. Sallström T (1942) Das Vorkommen und die Herleitung der Multiplen Sklerose in Schweden. Zur geographischen Pathologie der Multiplen Sklerose. Acta Med Scand [Suppl] 137:1

416. Salmi AA (1974) Virus antibodies in patients with multiple sclerosis. Med Microbiol Immunol 160:231

417. Salmi AA, Gollmar Y, Norrby E, Panelius M (1973) Antibodies against three different structural components of measles virus in patients with multiple sclerosis, their siblings and matched controls. Acta Pathol Microbiol Scand [B] 81:627

418. Salmi AA, Leinikki P, Panelius M (1974) Vaccinia antibodies in cerebrospinal fluid of patients with multiple sclerosis. Z Neurol 206:345

419. Salmi AA, Norrby E, Panelius M (1972) Identification of different measles virus-specific antibodies in the serum and cerebrospinal fluid from patients with subacute sclerosing panencephalitis and multiple sclerosis. Infect Immun 6:248
420. Salmi AA, Panelius M, Halonen P, Rinne UK, Penttinen K (1972) Measles virus antibody in cerebrospinal fluids from patients with multiple sclerosis. Br Med J I:477
421. Salmi AA, Panelius M, Vainiopää R (1974) Antibodies against different viral antigens in cerebrospinal fluid of patients with multiple sclerosis and other neurological diseases. Acta Neurol Scand 50:183
422. Salmi AA, Viljanen M, Reunanen M (1981) Intrathecal synthesis of antibodies to diphtheria and tetanus toxoids in multiple sclerosis patients. J Neuroimmunol 1:333
423. Salmi AA, Ziola B, Hovi T, Reunanen M (1982) Antibodies to coronaviruses OC43 and 229E in multiple sclerosis patients. Neurology 32:292
424. Salonen R, Ilonen J, Reunanen M, Nikoskelainen J, Salmi AA (1982) PPD-, PWM- and PHA-induced interferon in stable multiple sclerosis: association with HLA-Dw2 antigen and clinical variables. Arch Neurol 11:279
425. Santoli W, Trinchieri G, Koprowski H (1978) Cell-mediated cytotoxity in humans against virus-infected target cells. II. Interferon induction and activation of natural killer cells. J Immunol 121:532
426. Santoli D, Hall W, Kastrukoff L, Lisak RP, Perussia B, Trinchieri G, Koprowski H (1981) Cytotoxic activity and interferon production by lymphocytes from patients with multiple sclerosis. J Immunol 126:1274
427. Sever JL, Kurtzke JF, Alter M, Schumacher GA, Gilkeson MR, Ellenberg JH, Brody JA (1971) Virus antibodies and multiple sclerosis. Arch Neurol 24:489
428. Sheremata W, Sazant A, Watters G (1978) Subacute sclerosing panencephalitis and multiple sclerosis: In vitro measles immunity and sensitization to myelin basic protein. Can Med Assoc J 118:509
429. Sheremata W, Moscarello MA, Lopez D (1981) Responses of purified T-cells to mitogens and myelin basic protein in multiple sclerosis. Trans Am Neurol Assoc 104:103
430. Sherman FE, Davis RL, Haymaker W (1961) Subacute inclusing encephalitis. Acta Neuropathol (Berl) 1:271
431. Shorr J, Rostroem B, Link H (1981) Antibodies to viral and non-viral antigens in subacute sclerosing panencephalitis and multiple sclerosis demonstrated by thin-layer polyacrylamide gel isoelectric focusing, antigen immunofixation and autoradiography. J Neurol Sci 49:99
432. Sibley WA, Foley JM (1963) Measles antibodies in multiple sclerosis. Trans Am Neurol Assoc 88:277
433. Sibley WA, Kalter SS, Laguna JF (1980) Attemps to transmit multiple sclerosis to newborn and germ-free. Nonhuman primates: A ten year inter in report. In: Bauer HJ, Poser S, Ritter G (eds) Progress in multiple sclerosis. Springer, Berlin Heidelberg NewYork
434. Sidén A (1979) Isoelectric focusing and crossed immunoelectrofocusing of CSF immunoglobulins in MS. J Neurol 221:39
435. Siekmann U, Schoop HJ, Kuwert EK (1975) Contribution to the standardization of influenza neuraminidase inhibition tests based on enzyme-antienzyme kinetic studies. Dev Biol Stand 28:324
436. Siemerling E, Raecke J (1911) Zur pathologischen Anatomie und Pathogenese der Multiplen Sklerose. Arch Psychiatr Nervenkr 48:824
437. Sigurdsson B (1954) Rida, a chronic encephalitis of sheep with general remarks on infections which develop slowly and some of their special characteristics. Br Vet J 110:341
438. Simons A (1918) Zur Übertragbarkeit der Multiplen Sklerose. Neurol Zentralbl 37:129
439. Simons JCK (1958) Ist die Multiple Sklerose eine Spirodätose? Dtsch Med Wochenschr 83:1196
440. Smith CB, Canchola J, Channock RM (1967) A micro-method for assay of neutralizing antibodies against parainfluenza virus types 1 and 3. Proc Soc Exp Biol Med 124:4
441. Speel LF, Osborn JE, Walker DL (1968) An immunocytopathogenic interaction between sensitized leukocytes and epithelial cells carrying a persistent noncytocidal myxovirus infection. J Immunol 101:409
442. Spillane JD, Wells CEC (1964) The neurology of Jennerian vaccination. Brain 87:1
443. Sotelo J, Gibbs CJ, Gajdusek DC (1980) Autoantibodies against axonal neurofilaments in patients with Kuru and Creutzfeldt-Jakob disease. Science 210:190

444. Sumaya CV, Myers L, Ellison GW (1976) Epstein-Barr-virus antibodies in multiple sclerosis. Trans Am Neurol Assoc 101:300
445. Sumaya CV, Myers LW, Ellison GW (1980) Epstein-Barr-virus antibodies in multiple sclerosis. Arch Neurol 37:94
446. Sun T, Fleming JO, Beresford HR, Lien YY (1981) Synthesis of immunoglobulin within the central nervous system in multiple sclerosis and other neurological diseases. Detection by analysis of CSF-serum IgG ratio. Am J Clin Pathol 76:458
447. Sutherland JM (1956) Observations on the prevalence of multiple sclerosis in Northern Scotland. Brain 79:635
448. Swank RL (1950) Multiple sclerosis, correlation of its incidence with dietary fat. Am J Med Sci 220:421
449. Swank RL, Lerstad O, Ström A, Backer J (1952) Multiple sclerosis in rural Norway. Its geographic and occupational incidence in relation to nutrition. N Engl J Med 246:721
450. Symington GR, Mackay IR (1978) Cell mediated immunity to measles virus in multiple sclerosis: correlation with disability. Neurology 28:109
451. Symington GR, Mackay IR, Whittingham S, White J, Buckley JD (1978) A "profile" of immune responsiveness in multiple sclerosis. Clin Exp Immunol 31:141
452. Schaltenbrandt G (1940) Nachweis eines Virus als Ursache des übertragbaren Markscheidenschwundes. Klin Wochenschr 19:840
453. Schaltenbrandt G (1943) Die Multiple Sklerose des Menschen. Thieme, Leipzig
454. Schükrü J (1935) Experimentelle Untersuchungen zur Frage der Multiplen Sklerose. Z Gesamte Neurol Psychiatr 153:117
455. Schuller E, Delasnerie N, Allinquant B, Lebon P (1977) Intrathecal rubella and RNA antibody synthesis in multiple sclerosis and progressive rubella panencephalitis. Biomedicine (Express) 27:139
456. Schumacher GA, Beebe G, Kibler RF, et al (1965) Problems of experimental trials of therapy in multiple sclerosis: Report of the panel on the evaluation of experimental trials of therapy in multiple sclerosis. Ann NY Acad Sci 122:552
457. Steiner G (1952) Acute plaques in multiple sclerosis, their pathogenetic significance and the role of spirochates as etiological factor. J Neuropathol 11:343
458. Steiner G (1962) Multiple Sklerose: Ihre Ätiologie, Pathologie, Pathogenese und Therapie. In: Müller M, Spatz H, Vogel P (Hrsg) Monographien aus dem Gesamtgebiet der Neurologie und Psychiatrie, Heft 93. Springer, Berlin Göttingen Heidelberg, S 1
459. Stephenson JR, Ter Meulen V, Kiessling W (1980) Search for canine-distemper. Virus antibodies in multiple sclerosis. A detailed virological evaluation. Lancet II:772
460. Stevens JG, Bastone VB, Ellison GW, Myers LW (1980) No measles virus genetic information detected in multiple sclerosis-derived brains. Ann Neurol 8:625
461. Stewart GL, Parkman PD, Hopps HE, Douglas KD, Hamilton JP, Meyer HM (1976) Rubella-virus hemagglutination-inhibition test. N Engl J Med 276:554
462. Stewart GL, Basten A, Guinan J, Bashir HV, Cameron J, McLeod JG (1977) HLA-Dw2, viral immunity and family studies in multiple sclerosis. J Neurol Sci 32:153
463. Stewart GL, Basten A, Kirk RL (1979) Strong linkage disequilibrium between HLA-Cw2 and BFS in multiple sclerosis and in the normal population. Tissue Antigens 14:86
464. Stewart GL, McLeod JG, Basten A, Bashir HV (1981) HLA family studies and multiple sclerosis: A common gene, dominantly expressed. Hum Immunol 3:13
465. Stibler H, Kjellin KG (1976) Isoelectric focusing and electrophoresis of CSF-proteins in tremor of different origins. J Neurol Sci 30:269
466. Tabira T, Webster H, DeWray H (1976) Multiple sclerosis CSF products myelin lesions in tadpole optic nerves. N Engl J Med 295:644
467. Tachovsky TG, Lisak RP, Koprowski H, Theofilopoulos AN, Dixon FJ (1976) Circulating immune complexes in multiple sclerosis and other neurological diseases. Lancet II:997
468. Teague O (1936) Nicht publizierte Daten 1921. In: Cornwall L (ed) Experimental production of multiple sclerosis. Arch Neurol Psychiatry 35:925
469. Terasaki PI, Parks MS, Opelz G (1976) Multiple sclerosis and high incidence of a B-lymphocyte antigen. Science 193:1245
470. Ter Meulen V, Müller D, Käckell YM, Katz M, Meyermann R (1972) Isolation of infectious measles virus in measles encephalitis. Lancet II:1172

471. Ter Meulen V, Katz M, Müller D (1973) Subacute sclerosing panencephalitis: A review. Curr Top Microbiol Immunol 57:1
472. Ter Meulen V, Koprowski H, Iwasaki Y, Käckell YM, Müller D (1972) Fusion of cultured multiple sclerosis brain cells with indicator cells: Presence of nucleocapsids and virions and isolation of parainfluenza type virus. Lancet II:1
473. Ter Meulen V, Müller D, Neuhoff V, Joppich G (1970) Immunohistological, microscopical and neurochemical studies on encephalitides. V. Subacute sclerosing panencephalitis. Cytophotometric studies on isolated nerve cells. Acta Neurol Pathol 15:128
474. Thompson JA, Patrick FB, Glasgow LA (1975) Multiple sclerosis and elevation of cerebrospinal fluid vaccinia virus antibody. Neurology 25:94
475. Thompson JA, Glasgow LA, Bray PF (1977) Evaluation of central nervous system vaccinia antibody synthesis in multiple sclerosis patients. Neurology 27:227
476. Thormar H, Magnus H von (1963) Attempts to isolate virus from the cerebrospinal fluid of patients with multiple sclerosis. Acta Neurol Scand 39:209
477. Thormar H, Magnus H von (1963) Neutralization of Visna-virus by human sera. Acta Pathol Microbiol Scand 57/3:261
478. Thraenhart O, Höher PG, Kuwert EK (1975) Multiple sclerosis, a "multi-hit"-phenomenon? Biomathematical analysis of course-, age- and sex-specific incidence. XV. Symp of the European Ass against poliomyelitis and other virus diseases, Vienna, 2.–5. September 1975
479. Thraenhart O, Kuwert EK (1976) Standardization of a rapid modified micro-neuraminidase-inhibition test (Essen—NIT) for influenza virusneuraminidase antibody assay and comparison with the WHO method. J Biol Stand 4:225
480. Tiwari JL, Morton NE, Lalouel JM, Terasaki PI, Zander H, Hawkins BR, Cho YW (1980) Joint report: Multiple sclerosis. In: Terasaki PI (ed) Histocompatibility testing. UCKA Tissue Typing, Laboratory, Los Angeles, p 687
481. Tobler LH, Johnson KP, Case Buehring G (1982) Measles or mumps virus-infected cells forming rosettes with lymphocytes from patients with multiple sclerosis. Arch Neurol 39:565
482. Tourtelotte WW (1970) On cerebrospinal fluid IgG quotients in multiple sclerosis and other diseases. A review and a new formula to estimate the amount of IgG synthesized per day by central nervous system. J Neurol Sci 10:279
483. Tourtelotte WW, Tavolato B, Parker JA, Comiso P (1971) Cerebrospinal fluid electroimmunodiffusion. Arch Neurol 25:345
484. Tourtelotte WW, Bowe I (1978) Multiple sclerosis: the blood brain barrier and the measurement of the de novo central nervous system IgG synthesis. Neurology 28:76
485. Townsend JJ, Baringer JR, Wolinsky JS, Malamud N, Mednick JP, Panitch HS, Scott RAT, Oshiro LS, Cremer NE (1975) Progressive rubella encephalitis: Late onset after congenital rubella. N Engl J Med 292:990
486. Trenn G (1984) Spontantransformation und Mitogen-Stimulation (Phytohämagglutinin und Concanavalin A) der Blutlymphozyten von Multiple-Sklerose-Patienten. Dissertation, Essen
487. Triger DR, Kurtz JB, McCallum FO, Wright R (1972) Raised antibody titers to measles and rubella viruses in chronic active hepatitis. Lancet I:665
488. Trinchieri G, Santoli D (1978) Anti viral activity induced by culturing lymphocytes with tumor derived or virus transformed cells. Enhancement of human natural killer cell activity by interferon and antagonistic inhibition of susceptibility of target cell to lysis. J Exp Med 147:1314
489. Trouillas P, Betuel H (1977) Hypocomplementaemic and normocomplementaemic multiple sclerosis. Genetic determinism and association with specific HLA determinants (B18 and B7). J Neurol Sci 32:425
490. Tyler HR (1957) Neurological complications of rubella (measles). Medicine (Baltimore) 36:147
491. Uchida A, Maida EM, Lenzhofer R, Micksche M (1982) Natural killer cell activity in patients with multiple sclerosis: Interferon and plasmapheresis. Immunobiology 160:392
492. Utermohlen V, Zabriskie JB (1973) A suppression of cellular immunity in patients with multiple sclerosis. J Exp Med 138:1591
493. Utermohlen V, Farmer J, Kornbluth J, Kornstein M (1978) The relationship between direct migration inhibition with measles antigen and E rosettes in normals and patients with multiple sclerosis. Clin Immunol Immunopathol 9:63
494. Uyeda CT, Gerstl B, Eng LF (1969) Serum immunoglobulins in multiple sclerosis patients. Proc Soc Exp Biol Med 131:1138

495. Vandevelde M, Meier C (1980) Multiple sclerosis and canine distemper encephalitis. An epidemiological approach. J Neurol Sci 47:255
496. Vandvik B, Degré M (1975) Measles virus antibodies in serum and cerebrospinal fluid in patients with multiple sclerosis and other neurological disorders with special reference to measles antibody synthesis within the central nervous system. J Neurol Sci 24:201
497. Vandvik B (1977) Oligoclonal IgG and free light chains in the cerebrospinal fluid of patients with multiple sclerosis and infectious diseases of the central nervous system. Scand J Immunol 6:912
498. Vandvik B, Natvig JB, Wiger D (1976) IgG1 subclass restriction of oligoclonal IgG from cerebrospinal fluid and brain extracts in patients with multiple sclerosis and subacute encephalitis. Scand J Immunol 5:427
499. Vandvik B, Natvig JB, Norrby E (1977) IgG1 subclass restriction of oligoclonal measles virus specific. IgG antibodies in patients with subacute sclerosing panencephalitis and in a patient with multiple sclerosis. Scand J Immunol 6:651
500. Vandvik B, Norrby E, Steen-Johnsen J, Stensvold K (1978) Mumps meningitis: Prolonged pleocytosis and occurrence of mumps-virus specific oligoclonal IgG in the cerebrospinal fluid. Eur Neurol 17:13
501. Vandvik B, Norrby E (1980) Viral antibody responses in the central nervous system of patients with multiple sclerosis. In: Bauer HJ, Poser S (eds) Progress in multiple sclerosis research. Springer, Berlin Heidelberg New York
502. Vartdal F, Vandvik B (1982) Multiple sclerosis. Electrofocused "bands" of oligoclonal CSF IgG do not carry antibody activity against measles, varicella-zoster or rotaviruses. J Neurol Sci 54:99
503. Vartdal F, Bird P (1983) Imprint immunofixation of IgG subclasses, using monoclonal subclass-specific antibodies. Scand J Immunol 18:367
504. Vesikari T, Laitinen O (1974) Antibody levels to multiple viral antigens in systemic lupus erythematosus and some other connective tissue diseases. Ann Clin Res 6:217
505. Visscher BR, Myers LW, Ellison GW, Malmgren RM, Detels R, Lucia MV, Madden DL, Sever JL, Parks MS, Coulson AH (1979) HLA types and immunity in multiple sclerosis. Neurology 29:1561
506. Visscher BR, Detels R, Dudley J, Haile RW, Malmgren RM, Terasaki PI, Park MS (1979) Genetic susceptibility to multiple sclerosis. Neurology 29:1354
507. Visscher BR, Sullivan CB, Detels R, Madden DL, Sever JL, Terasaki PI, Park MS, Dudley JP (1981) Measles antibody titers in multiple sclerosis patients and HLA-matched and unmatched siblings. Neurology 31:1142
508. Walker DL (1978) Progressive multifocal leukoencephalopathy: An opportunistic viral infection of the central nervous system. In: Handbook of clinical neurology, vol 34. Elsevier/North-Holland, Amsterdam, p 307
509. Walker DL, Hinze HC (1962) A carrier state of mumps virus in human conjunctiva cells. I. General characteristics. J Exp Med 116:739
510. Walker JE, Cook JD (1979) Lymphoblastic transformation in response to viral antigens and pokeweed mitogen in patients with multiple sclerosis, healthy individuals and patients with other neurological diseases. Neurology 10:1341
511. Walker JE, Cook JD, Harrison P, Stastny P (1982) HLA and the response of lymphocytes to viral antigens in patients with multiple sclerosis. Hum Immunol 4:71
512. Wallen WC, Houff SA, Iivanainen M, Calabrese VP, DeVries GH (1981) Suppressor cell activity in multiple sclerosis. Neurology 31:668
513. Warren KG, Brown SM, Wrobleska Z, Gilden D, Koprowski H, Subak-Sharpe J (1978) Isolation of latent herpes simplex virus from the superior cervical and vagus ganglions of human beings. N Engl J Med 287:1068
514. Waterson AP, Rott R, Enders-Ruckle G (1963) The components of measles virus and their relation to rinderpest and distemper. Z Naturforsch 18b:379
515. Weil ML, Itabashi HH, Cremer NE, Oshiro LS, Lennette EH, Carnay L (1975) Chronic progressive panencephalitis due to rubella virus simulating subacute sclerosing panencephalitis. N Engl J Med 292:994
516. Weiner LP, Herndon RM, Narayan O, et al (1972) Isolation of virus related to SV40 from patients with progressive multifocal leukencephalopathy. N Engl J Med 286:1

517. Weiner LP, Johnson RT, Herndon RM (1973) Viral infections and demyelinating diseases. N Engl J Med 288:1103
518. Weiner HL, Cherry J, McIntosh K (1978) Decreased lymphocyte transformation to vaccinia virus in multiple sclerosis. Neurology 28:415
519. Weitkamp LR (1981) HLA and disease: Predictions for HLA haplotype sharing in families. Am J Hum Genet 33:776
520. Welsh RM, Zinkernagel RM (1977) Heterospecific cytotoxic cell activity induced during the first three days of acute lymphocytic choriomeningitis virus infection in mice. Nature 268:644
521. Whitaker JN, Herrmann KL, Rogentine GN, Stein SF, Kollins LL (1976) Immunogenetic analysis and serum viral antibody titers in multiple sclerosis. Arch Neurol 33:399
522. Wikstroem J, Meyer DW, Eickhoff K, Ritter G, Poser S, Bauer H (1977) Serological response of multiple sclerosis patients and controls to 6/94 parainfluenzaviren. J Neurol 216:47
523. Wrobleska Z, Gilden D, Devlin M, et al (1979) Cytomegalovirus isolation from a chimpanzee with acute demyelinating disease after inoculation of multiple sclerosis brain cells. Infect Immun 25:1008
524. Wulff I, Soeken J, Poland JD, Chin TDY (1967) A new micro-neutralization test for antibody determination and typing of parainfluenza and influenza viruses. Proc Soc Exp Biol Med 125:1045
525. Yoshino K, Taniguchi S (1964) The appearance of complement-requiring neutralizing antibodies by immunization and infection with herpes simplex virus. Virology 22:193
526. Zurhein GM, Chou SM (1965) Particles resembling papova viruses in human cerebral demyelinating disease. Science 148:1477

Sachverzeichnis